运动损伤预防、评估与康复指导丛书

足球运动损伤的预防与康复训练

主编　人邮体育　周敬滨

副主编　姚天奇　贺　忱

人民邮电出版社

北　京

图书在版编目（CIP）数据

足球运动损伤的预防与康复训练 / 人邮体育，周敬滨主编. -- 北京：人民邮电出版社，2024.4
（运动损伤预防、评估与康复指导丛书）
ISBN 978-7-115-60169-8

Ⅰ. ①足… Ⅱ. ①人… ②周… Ⅲ. ①足球运动－运动性疾病－损伤－预防(卫生)②足球运动－运动性疾病－损伤－康复 Ⅳ. ①R873

中国版本图书馆CIP数据核字(2022)第189185号

免责声明

内 容 提 要

本书首先介绍了运动损伤的基础知识，接着分析了足球运动的特点、技术动作和易损伤部位，然后对足球运动不同部位常见损伤的症状、诱因、预防指导、处理指导、康复中后期推荐训练计划和重返运动的标志进行了详细讲解，并采用真人示范图解的方式，对康复训练动作进行了展示。最后，本书讲解了关于足球运动损伤的常见疑问与误区。

本书既适合作为运动康复师、专项教练和体能教练等专业人士的运动损伤速查手册，也适合作为专业运动员和运动爱好者的运动损伤科普指南。

◆ 主　　编　人邮体育　周敬滨

副 主 编　姚天奇　贺 忱

责任编辑　刘 蕊

责任印制　马振武

◆ 人民邮电出版社出版发行　　北京市丰台区成寿寺路 11 号

邮编　100164　电子邮件　315@ptpress.com.cn

网址　https://www.ptpress.com.cn

北京盛通印刷股份有限公司印刷

◆ 开本：700×1000　1/16

印张：14　　　　　　　2024 年 4 月第 1 版

字数：304 千字　　　　2024 年 4 月北京第 1 次印刷

定价：89.80 元

读者服务热线：(010)81055296　印装质量热线：(010)81055316
反盗版热线：(010)81055315
广告经营许可证：京东市监广登字 20170147 号

CONTENTS

目录

扫描右侧二维码添加企业微信。

1. 首次添加企业微信，即刻领取免费电子资源。

2. 加入体育爱好者交流群。

3. 不定期获取更多图书、课程、讲座等知识服务产品信息，以及参与直播
互动、在线答疑和与专业导师直接对话的机会。

第1章

运动损伤基础知识

- 运动损伤类型
- 运动损伤风险因素
- 运动损伤评估
- 运动损伤预防
- 急性损伤处理

1

1.1 运动损伤类型

运动损伤是伴随运动发生的身体损伤。导致运动损伤的原因很多，例如运动技能不熟练、运动前未进行热身或热身不充分、挑战高难度动作及身体存在肌肉或骨骼损伤史等。

运动损伤的类型有很多，通常来说，我们会根据结构或部位，对这些损伤进行分类。

根据结构分类

根据结构分类，即根据身体结构，例如身体的骨骼、关节、韧带、肌肉、肌腱和皮肤等，对运动损伤进行分类。这种分类方法有利于针对身体结构特性分析损伤产生的原因，以及损伤的程度。

骨骼损伤

运动中发生的骨骼损伤，多为骨折或骨裂。四肢中较长的骨，或者与四肢关节相关的骨，发生骨折的风险较高。骨折的类型有很多，根据骨折后骨块有没有分离和移位，可分为无移位骨折和移位骨折。

无移位骨折

无移位骨折通常不伴随其他并发症，没有神经、血管、肌肉和肌腱等的损伤；初次进行 X 光片检查时甚至可能看不到明显的骨折线，或者能看到骨折线但看不到骨块的移位。图1.1 中，骨折处仅有一条骨折线，并且骨的位置没有偏移。多数情况下，这样的骨折用石膏固定治疗即可，但某些部位的无移位骨折也需要进行手术治疗，例如股骨颈骨折等。

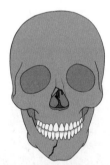

图1.1 无移位骨折

移位骨折

移位骨折指骨产生了移位的骨折（见图1.2），一般发生在比较长的骨上，例如手臂的肱骨、大腿的股骨和小腿的胫骨等。这种骨折往往会给伤者带来比较大的创伤，骨折处会出现不规则的棱角，容易给周围的软组织带来伤害。移位骨折通常需要

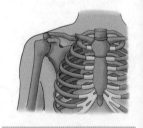

图1.2 移位骨折

注：本书中的解剖图及损伤图仅为示意图。

进行手术治疗,并且用金属板固定骨折的位置(对骨起到稳定、保护和增加坚固程度的作用)。

移位骨折可以根据移位的方向进一步细分为嵌插骨折和分离性骨折,还可以根据骨折后骨块的分离数量进一步细分为单纯性骨折和粉碎性骨折。

▶ 嵌插骨折

嵌插骨折指断骨的两端重叠咬合在一起的骨折,从 X 光片看,骨的长度变短。嵌插骨折是比较严重的骨折,需要进行手术治疗。嵌插骨折多发生在腕关节,例如在溜冰、滑雪等运动中,摔倒时用手撑地易导致其发生。

▶ 粉碎性骨折

粉碎性骨折指骨断裂成三块或以上的骨折,骨折处会出现骨碎片,骨折处周围伴有肿胀或出血现象,软组织受到损伤。这种骨折通常是由较大的外力造成的,属于比较严重的骨折。粉碎性骨折要通过手术将移位的骨复位,并用金属板固定进行治疗。

此外,骨折还包括一些特殊的类型,例如应力性骨折、复合性骨折、骨骺骨折、撕脱骨折和骨折脱位等。

应力性骨折

应力性骨折是一种积累性骨折,是由于肌肉经常处于疲惫状态形成的骨折。肌肉被过度使用,处于疲惫状态,不能及时吸收作用于身体的外力,使得这些外力作用于骨并在持续一段时间后引起骨的轻微损伤,出现不明显的骨裂或骨折现象(见图1.3)。因此,应力性骨折早期不容易被发现,甚至通过 X 光片检查也不能诊断出有骨折现象。应力性骨折伤者会感到局部骨的疼痛,做轻负重动作时痛感不明显,跑动或压力大时,会有明显痛感。

应力性骨折早期的主要治疗手段是休息,充分的休息可以促进骨自然愈合。

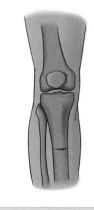

图1.3 应力性骨折

复合性骨折

复合性骨折通常兼具多种骨折症状,例如骨发生移位,或者骨折处有粉碎性骨折症状,又或者尖骨划伤软组织,甚至穿透皮肤等。复合性骨折比较严重,通常发生于身体被剧烈碰撞时。进行需要高速跑动的运动项目时易发生复合性骨折,例如足球、橄榄球等运动。

骨骺骨折

骨骺是还处于生长期的儿童和青少年的骨骼在发育过程中,两端软骨中出现的骨化点。骨骺会随着青少年的成长,逐渐变成骨。如果骨折从骨干(骨的两端为骨骺,中间为骨干)部分延伸到骨骺部分,骨骺出现损伤,会影响骨的生长。因此,出现骨骺骨折时,要谨慎处理。

　　根据骨折发生的位置和严重程度，骨骺骨折可分为索尔特Ⅰ型～Ⅴ型。Ⅰ型和Ⅱ型骨折，由于骨有较强的自我修复能力，一般不需要手术，可通过充分休息使其自愈，并保证受伤部位不要负重；Ⅲ型至Ⅴ型骨折需要通过手术进行治疗修复，但易造成生长障碍，或者产生关节炎。骨骺骨折的发生概率很小，棒球运动中有可能会出现骨骺骨折。

撕脱骨折

　　撕脱骨折指肌腱或韧带撕裂时，伴随撕脱下来小块的骨，常见于手指。撕脱骨折在棒球运动中的发生概率较大。

骨折脱位

　　骨折脱位指骨裂时伴随韧带与肌肉的损伤，发生骨裂的骨在关节位置脱位。骨折脱位常发生于跳伞或赛车运动中。

关节与韧带损伤

　　关节是身体中骨与骨连接的部位，主要由关节面、关节囊和关节腔三部分构成。两块骨连接的面称为关节面，通常上方有软骨覆盖。关节囊是包围关节的软组织，其与关节面共同围成的腔隙为关节腔。关节腔内有关节液，能润滑关节。

　　此外，关节之间还有韧带连接，韧带是稳定关节的重要结构。

　　关节扭伤时，往往伴随着韧带损伤。青少年由于骨还处于生长期，坚硬度不够，韧带与骨连接的地方会因拉扯产生骨折，即撕脱骨折；成人骨骼坚硬，更容易发生韧带本身的撕裂。

　　韧带损伤的具体状况如下。

▶　Ⅰ级损伤

韧带发生轻度撕裂，局部有轻微压痛，外观上可看到局部肿胀。此种程度的损伤对关节活动的影响较小。因为韧带部位血管较少，营养供给不足，所以修复过程较慢。一般来说，Ⅰ级损伤需15～20天才能恢复。

▶　Ⅱ级损伤

韧带局部撕裂较严重，压痛明显，外观肿胀明显。韧带功能部分丧失，关节稳定性轻度受损，影响关节活动。一般来说，Ⅱ级损伤需要20～40天才能恢复。

▶ Ⅲ级损伤

韧带几乎完全断裂，可能伴有明显响声，有剧烈痛感，损伤部位肿胀明显。韧带功能严重受损，关节彻底失去稳定性，严重影响关节活动。一般来说，Ⅲ级损伤需要通过手术进行恢复，恢复期为90～120天（也可能会更长）。

肌肉与肌腱损伤

连接人体关节的肌肉称为骨骼肌。骨骼肌包括肌腹和位于两端的肌腱。通常，人们所说的肌肉指的是骨骼肌的肌腹部分。骨骼肌除了为人体基本运动提供力量之外，对维持关节的稳定性也有重要作用。骨骼肌的常见损伤为拉伤。

拉伤

拉伤的具体状况如下。

▶ Ⅰ级拉伤

肌纤维局部轻微撕裂，患处会有压痛。在拉伸受伤肌肉时，也会产生疼痛。触摸受伤肌肉时，会发现肿胀和产生触痛。Ⅰ级拉伤会影响运动功能的发挥，在高强度运动时，肌肉功能受限更明显。Ⅰ级拉伤在短时间内即可修复。

▶ Ⅱ级拉伤

肌纤维局部撕裂较严重，肌肉在被触摸、拉伸或压迫时有明显或强烈的痛感。肌肉有明显的肿胀现象，甚至可能会出现痉挛。肌肉功能严重受损，力量减弱。一般来说，肌肉修复需经过20～40天。

▶ Ⅲ级拉伤

肌纤维几乎完全断裂，失去运动能力。肌肉有强烈痛感，患处肿胀明显，并且断裂肌纤维周边的肌肉出现痉挛，肌纤维以束状聚在一起。这种拉伤通常是由于肌肉的拉伸或收缩大大超出其运动范围。一般来说，Ⅲ级拉伤需要进行手术治疗，恢复时间为60～90天（或更长时间）。

肌腱炎

肌腱炎是常见的肌腱损伤（见图1.4）。强大的外力损伤会导致肌腱拉伤发生，但肌腱炎更多情况下由慢性损伤导致，即由长期不正确的发力方式，或者长期过度使用某处的肌肉、肌腱导致。网球肘与跑步膝是常见的由慢性损伤导致的肌腱炎。网球肘的出现是由于过度使用前臂伸肌，造成该处肌肉的轻微撕裂、拉伤，以及肌腱发炎。跑步膝的出现是由于大腿外侧的髂胫束与股骨外上髁摩擦过多，使肌腱磨损发炎。

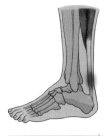

图1.4 肌腱炎

皮肤损伤

常见的皮肤损伤有擦伤、晒伤、水疱和真菌感染等。

擦伤

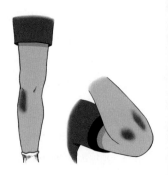

擦伤指在运动中因摔倒、碰撞和摩擦，或者因衣服不合身、鞋子不合脚等，摩擦皮肤，导致皮肤表面受损（见图1.5）。这样的损伤通常不会很严重，做好清洁和消炎即可。

图1.5 擦伤

晒伤

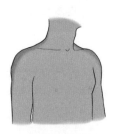

晒伤是户外游泳运动常见的皮肤损伤（见图1.6）。皮肤晒伤会产生灼痛感，受伤部位会出现红肿现象，严重的话还会出现水疱，伤及真皮层。在户外游泳时，皮肤暴露在光线中，并且皮肤在水中更容易吸收紫外线，会加重皮肤晒伤。因此，在光线比较强时进行户外游泳，要涂好防晒霜。

图1.6 晒伤

水疱

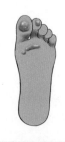

水疱常见于脚部（见图1.7），虽然不是严重的问题，但要做好清洁和治疗工作，避免感染和扩大。

图1.7 水疱

真菌感染

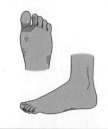

真菌感染主要指脚趾部位的足癣（见图1.8）。在训练室与更衣室等环境中，赤脚走在地上容易感染真菌。此外，不良个人习惯，例如好几天不换袜子，脚又经常处于湿热环境中，再加上鞋子透气性差，很容易感染足癣。真菌感染需要用药物进行治疗。

图1.8 真菌感染

根据部位分类

　　运动损伤也可以按照身体部位大致分为头颈部运动损伤、躯干运动损伤、上肢运动损伤和下肢运动损伤。一般来说，在不同种类的运动中，各部位的损伤风险有所不同，具体和运动特点有关。例如在篮球、足球和跑步运动中，下肢的受伤概率较大；而在乒乓球运动中，损伤多发生在上肢。

头颈部运动损伤

　　头颈部是人体的重要部位。头部有大脑，颈部有颈椎，而人体重要的神经中枢就位于大脑与椎管中。因此，头颈部受伤的话，情况通常比较严重。头颈部常见的比较严重的运动损伤包括脑震荡、硬脑膜下血肿和颈椎损伤等。

躯干运动损伤

　　躯干运动损伤主要包括腰部拉伤和慢性腰痛等。

上肢运动损伤

　　上肢运动损伤主要发生于上肢的关节部位（肩部、肘部、腕部和手部）。肩部的肩袖损伤是常见的上肢运动损伤。其他常见的上肢运动损伤包括肩关节盂唇撕裂、肱二头肌肌腱炎、网球肘、高尔夫球肘、腕管综合征、三角纤维软骨复合体损伤和手指损伤等。

下肢运动损伤

　　下肢运动损伤在大多数运动中的发生概率较大，尤其是在篮球和足球运动中。这是因为篮球和足球运动中的大部分动作需要下肢发力，臀部、大腿、膝部、踝部和足部都是可能发生损伤的部位。常见的下肢运动损伤包括髋关节盂唇撕裂、髂腰肌肌腱炎、髋内收肌肌腱炎、臀肌拉伤、前交叉韧带损伤、内侧副韧带损伤、半月板损伤、髌腱炎、髌股关节疼痛综合征、踝关节扭伤、跟腱断裂、跟腱炎和足底筋膜炎等。

1.2 运动损伤风险因素

除了高强度运动带来的冲击，运动损伤的发生还受到很多其他方面的因素的影响，例如骨骼、肌肉是否有损伤史，关节活动是否受限，肌肉力量是否不足，是否缺乏本体感觉，或者动作姿势是否不正确等。

损伤史

骨骼与肌肉是实现运动功能的主要器官，如果运动员的骨骼与肌肉有损伤史，会大大提升其发生运动损伤的风险。相关研究表明，在高校开展的足球、橄榄球等运动中，有损伤史的球员发生运动损伤的概率比没有损伤史的球员大几倍。这主要是因为韧带和肌肉的既往损伤会降低其弹性，破坏其平衡，使其运动能力受限，容易因运动中的强大冲击力再次受伤。

关节活动度

关节活动度指关节的有效活动范围，主要通过人体的功能性运动表现出来。活动度可分为主动活动度与被动活动度。主动活动度指人体在进行主动动作过程中表现出来的柔韧性，肌肉活动会参与其中；被动活动度指在肌肉不发生收缩的前提下，身体所表现出来的柔韧性，即关节的活动范围。

关节的活动度与肌肉、韧带分不开。韧带是关节囊的主要组成部分，围绕关节，起到稳定关节的作用。肌肉的柔韧性则决定了关节在动态环境中的活动范围。如果肌肉与韧带的柔韧性差，关节活动度小，运动中很容易造成损伤。举一个很简单的例子。我们都知道在进行比赛或运动前，有必要进行充分的热身，这是因为热身可以让血液流速加快，身体温度升高，与关节相关的韧带、肌肉和肌腱等组织的黏滞性也会随着温度的升高而降低，使得关节润滑度提高，关节活动度变大，从而有效减小运动损伤的发生概率。相反，如果不进行热身，关节各相关组织还处于低温黏滞状态，此时直接开始进行比赛或运动，身体运动范围必然受限，从而增大运动损伤的发生概率。

肌肉力量

身体的力量来自肌肉做功。肌肉力量的大小，决定着身体运动功能的强弱。如果肌肉力量弱小，易造成运动损伤。

动作质量的决定因素

肌肉力量决定动作质量。在神经系统的支配下，有力的肌肉可以配合骨骼做出各种动作，也能承担起足够大的负重。如果肌肉力量弱小，动作做不到位，会导致代偿现象发生，而发生代偿现象是运动损伤的产生原因之一。另外，进行负重训练时，如果肌肉力量不足，也容易引发运动损伤。

维持身体稳定的重要因素

肌肉力量是维持身体稳定的重要因素。核心肌群的力量有维持身体稳定的作用，关节周围肌肉的力量有维持关节稳定的作用，如果这些肌肉或肌群的力量较弱，会影响核心稳定性与关节稳定性，从而引发运动损伤。

不均衡引发运动损伤

肌肉力量不均衡，也是引发运动损伤的原因之一。肌肉力量不均衡会造成不良体态，下交叉综合征就是典型的例子（见图1.9）。在下交叉综合征中，腹部、臀部肌肉力量薄弱，要依靠腰部、背部、大腿前侧的肌肉维持身体平衡，这样会造成身体重心的前移，并产生膝外翻，加重下肢关节的压力，带来运动隐患。

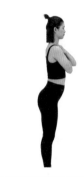

图1.9 下交叉综合征

本体感觉

本体感觉是指无论人体处于何种状态，人体的各运动器官，包括肌肉、肌腱和关节等，所产生的感觉。这种感觉能对人体的位置、空间和状态等产生判断，有利于运动的进行。

本体感觉从低到高分为三个等级。

▶ 第一等级

第一等级指身体运动器官（例如肌肉、肌腱、韧带和关节等）在位置、运动和负重等方面的感觉。

▶ 第二等级

第二等级指小脑对运动的协调感，以及前庭对运动状态和头部空间的感受，表现为平衡感。

▶ 第三等级

第三等级指大脑皮层对运动的整体感觉。

本体感觉有多种感受器，这些感受器除了有感知功能外，还配合神经系统调节人体活动，并保护人体器官。例如人体的骨骼肌与肌腱中存在着肌梭与高尔基腱器，二者都是人体的感受器。肌梭位于骨骼肌中，当肌肉被拉长时，为了避免因过度拉伸而受伤，肌梭会向中枢神经系统发出信号，中枢神经系统反馈信息，使肌肉收缩。高尔基腱器位于肌腹与肌腱的连接处，肌肉收缩时，高尔基腱器会感受到肌肉张力的大小与变化速率；如果肌肉张力过大，超过高尔基腱器阈值时，高尔基腱器就会产生神经冲动，传入神经中枢，引起反射，使肌肉放松。

本体感觉的缺失，并且无论是哪一等级的缺失，都会给运动带来感觉障碍，引发运动损伤。

动作姿势

动作姿势正确在运动过程中是非常重要的。错误的动作姿势，轻则导致运动水平降低，重则引发运动损伤。动作姿势可分为两类，一类是静态姿势，另一类是动态姿势。

静态姿势

静态姿势指人体处于放松状态的姿势，例如坐姿、站姿和卧姿。静态姿势是运动的预备阶段，静态姿势不标准或不正确，会影响运动水平的发挥。

动态姿势

动态姿势是在空间内任何时间、任何运动平面组合中保持最佳瞬时旋转轴的能力，用通俗的话来说，就是在动态姿势中，身体各部位在运动中都处于合理的位置，才能产生最高的工作效率。就像在一个简单的投掷动作中（例如投铅球），如果髋关节缺乏稳定性和平衡能力，扭动旋转位置有偏差，前期的助跑力量就不能有效地传递给上肢，而上肢向后收以储存势能及后续向前、向上做投掷动作时，会缺乏一个稳定的平台，导致不但发挥不出正常的投掷水平，还容易造成运动损伤。

正确姿势

首先，正确的姿势要求肌肉处于平衡状态——无论是长度，还是弹性，都在最佳状态。人体在做一个动作时，除了由主动肌收缩发力之外，还需要协同肌协同收缩做功，拮抗肌舒张配合。如果拮抗肌弹性不好，舒张有限，会限制主动肌的收缩程度，影响动作效果，关节会偏离最佳角度，甚至产生关节与韧带的磨损，久而久之造成损伤。

其次，正确的姿势讲究人体中立位（见图1.10）。人体中立位即人体在站立时，从正面观察，头部端正，没有外斜或扭转，双肩高低齐平，肩部自然下沉放松，双脚保持与臀部宽度相同且可略向外打开；从侧面观察，肩部、脊柱、膝部和脚踝，从上到下连成一条垂直于地面的直线；从背面观察，从后颈到臀部中心，再到双脚中间位置的连线，可以形成一条垂直于地面的直线。

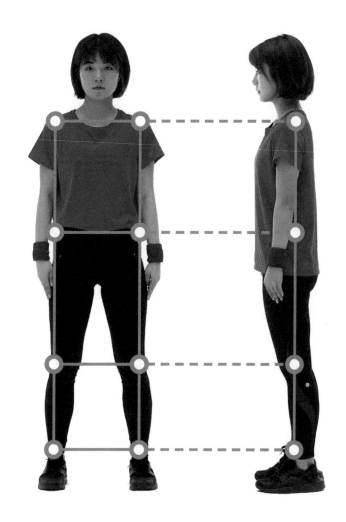

图1.10 人体中立位（正面和侧面）

当处于运动中时，人体的姿势是在不断变动的，并且需要在不同的动作中保持平衡。运动中平衡的保持也有几个原则。例如在进行举重类动作或爆发力很强的跳跃动作时，需要保持脊柱的挺直状态，即通常要求的背部保持挺直；在进行硬拉类动作或跳跃类动作时，要求耳部、肩部和髋部在同一平面上。这样身体的稳定性就会大大提升，可有效减小受伤概率。

1.3 运动损伤评估

仅仅依靠伤处的外观、响声与伤者的感受，并不能对损伤做出科学、完整的判断，因为我们并不能洞察伤处内部结构的变化，以及内部器官具体的状况，这些需要借助现代医疗器械和手段来了解。常见的运动损伤医学评估手段有询问病史、体格检查和影像检查。

询问病史

伤者就医时，医生首先关注的是伤者什么地方不舒服，损伤是怎么产生的，这种情况有多久了，有没有接受过检查和治疗等。有时，仅通过病史的询问就能基本判断伤者的损伤情况。伤者自身对这些情况的记忆清楚，能够很好地帮助医生进行诊断，或者进行下一步检查和治疗。

体格检查

运动损伤的体格检查包括视、触、动、量和查体试验 5 个部分。

1 视 视，指对伤者损伤部位的直接观察和伤者相关身体情况的观察。例如针对膝关节痛的伤者，医生可能不仅要观察其膝关节的情况，还要观察其下肢整体有没有膝内翻或膝外翻等问题。

2 触 触，指医生通过查体手法触摸伤处，明确有没有压痛、积液等情况。

3 动 动，指医生观察伤者有没有活动受限或异常的情况。

4 量 量，指医生利用尺子等工具对伤者肢体围度等指标进行测量，使用情况相对较少。

5 查体试验 当医生大致确定可能是哪些损伤或疾病时，会要求伤者配合，主动或被动地完成一些动作，即"查体试验"。

门诊或急诊的诊室中，医生会对伤者选择性地进行体格检查，来判断伤者的损伤情况。视、触、动、量和查体试验都十分依赖伤者的配合，如果伤者无法很好地配合，可能会出现检查结果错误或无法进行检查的情况。

影像检查

影像检查是利用大型医学设备进行的检查。运动损伤常需进行的影像检查包括 X 光片检查、CT 扫描、磁共振成像（MRI）检查和超声检查等。磁共振成像（MRI）也常常被称为核磁共振成像（NMRI），两者实际进行的是同一种检查。影像检查常常不是必需的，但也可能需要同时做多种影像检查。

X光片检查

X 光片检查在骨骼损伤的评估中使用率非常高，因为它可以直观地反映骨骼的整体状况。X 光片检查的原理是 X 线穿过伤者时会被其身体和衣物阻挡，剩余的 X 线被伤者后方的接收板吸收，在经过计算机处理后显示出阻挡 X 线的物体的轮廓。阻挡 X 线的量的多少与组织的密度有关。骨骼对 X 线的吸收量相对周围组织更多，所以在 X 光片中能够与其他组织清楚地区别并显示出来；剩下的肌肉、韧带等软组织的密度比较接近，所以在 X 光片上很难分辨。

CT扫描

CT 扫描的原理也是利用 X 线进行检查，但它的扫描方式不同，显示的是身体某个部位的连续横截面图像，因此能够观察更细微的骨骼损伤，对少部分的肌肉软组织损伤也有一定的诊断价值。

磁共振成像（MRI）检查

磁共振成像（MRI）检查利用磁场进行检查，因此要求伤者身上没有磁性金属，才能进行检查。磁共振成像检查能区分肌肉、肌腱和韧带等软组织结构，也能显示骨髓的炎症情况，因此主要用于诊断韧带与肌肉等软组织损伤。应力性骨折的早期评估也依赖磁共振成像检查。磁共振成像检查不具有辐射性，但检查时间长，每台设备每日能检查的病人数量相对较少，因此常常需要提前预约。

超声检查

超声检查指利用超声波对皮下的肌肉和韧带等软组织进行观察。超声检查的适用范围类似磁共振成像检查，但是超声检查过程的所有图像无法都提供给门诊医生，所以多数情况下评估价值不如磁共振成像检查。但超声检查时间较短，价格相对便宜，所以在无法立刻进行磁共振成像检查的情况下，超声检查也有很高的实用价值。

1.4 运动损伤预防

运动损伤的发生，虽然会受到客观因素（例如装备不合适和场地不平整等）的影响，但如果要从根本上减小运动损伤的发生概率，重要的是提升自身身体素质，例如从关节活动度、柔韧性、肌肉力量、神经肌肉功能等方面着手，并在运动前做好热身，运动后做好恢复。

关节活动度

关节活动度指关节的有效活动范围，是衡量人体运动功能的重要指标之一。它受关节解剖结构及周围肌肉、韧带等软组织的弹性和延展性的影响，一旦受限，人体将无法以符合生物力学机制的方式完成日常生活和运动任务，从而极易受伤，还很有可能出现慢性疼痛问题，影响生活、工作。

提升关节活动度的方法包括肌筋膜放松、静态拉伸、动态拉伸、本体感觉神经肌肉易化（PNF）拉伸和手法矫正等。

柔韧性

柔韧性指肌肉、肌腱和韧带等软组织在关节处能被拉伸的程度。良好的柔韧性可以提升关节的灵活度，扩大关节活动范围，提升韧带与肌肉的弹性、延展性，使韧带与肌肉不容易被拉伤。因此，良好的柔韧性可以保护身体少受意外伤害。

提升柔韧性的方法就是做拉伸运动，或者利用泡沫轴对筋膜进行按摩和放松。拉伸运动有多种形式，例如主动拉伸、被动拉伸、动态拉伸、静态拉伸、弹震式拉伸和 PNF 拉伸等。

肌肉力量

肌肉力量是通过肌肉收缩克服和对抗阻力完成运动的能力。针对运动损伤的预防，优秀的肌肉力量是抵抗外力与控制身体稳定的重要因素。只有具备良好的肌肉力量，才能使动作更精准、协调性更强、更经济，延缓疲劳感的产生，从而有效减小运动损伤的发生概率。

肌肉力量的提升可通过抗阻训练来达成。在抗阻训练的过程中，肌肉会因对抗压力受到充分的刺激，肌纤维出现结构上的微损；在抗阻训练结束后，肌肉得到充分休息，并补充足够的蛋白质，肌纤维得到修复、增多，并且功能得到强化，以抵抗外界更大的阻力，最终肌肉力量得到提升。

神经肌肉功能

神经肌肉功能训练是各种综合训练的集合。常见的神经肌肉功能训练包括生活功能训练和本体感觉训练。

生活功能训练主要适用于生活功能明显受限的人群，例如损伤或手术后早期、神经功能受损的人，主要内容为在康复师的指导和帮助下，逐步完成一些日常生活中的活动，例如步态正确的行走等。

本体感觉训练是下肢运动损伤的预防和康复训练中常见的内容，主要以平衡性训练的形式进行，而平衡性训练主要针对核心稳定性展开。核心区域指包括腹部、腰椎、骨盆和髋部的肌肉与骨骼在内的区域，核心肌群控制着身体姿势、腰椎的稳定性，以及身体的平衡。在核心稳定性训练的过程中，核心肌群不断地收缩与放松以提升身体对平衡变化的体察能力，并及时调整，最终使核心肌群能自如控制身体平衡，减小运动损伤的发生概率。

热身与恢复

运动前进行热身可以使体温在短时间内升高，肌肉摆脱僵硬状态，柔韧性得到提升，关节也会变得更灵活。运动后的恢复，不仅是为了让肌肉消除紧张感，也是为了让肌肉得到充分的休息与修复时间，以变得更强壮有力。热身与恢复所带来的这些改变，最终可以提升训练效率，并降低运动损伤风险。

热身

热身运动有很多，常见的有慢跑、开合跳和跳绳等。这些全身运动可以在短时间内提升心率，让身体快速升温，进入运动状态。需要注意的是，选择热身运动时应遵循以下几项原则。

1. 应包括动态拉伸运动（见图 1.11），提升肌肉弹性与关节灵活性。

2. 应结合专项动作。

3. 运动强度不要太大，不要热身至疲劳状态。

4. 应进行预防运动损伤性质的热身，例如关节要充分活动，主要肌肉要充分活动。

5. 如果要比赛，在热身即将结束时，可将动作速度提升至比赛时的动作速度。

　　热身时间控制在 10~15 分钟。注意热身结束到进入正式运动的过渡阶段的时间保持在 5~10 分钟。如果过渡时间太长，体温会下降，失去了热身的意义；如果过渡时间太短，正式运动时容易产生疲劳感。另外，如果是比赛，半场休息时也可以做短时冲刺热身，这有利于下半场的运动表现。

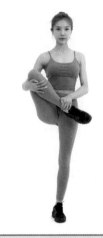

图1.11 动态拉伸运动

恢复

　　恢复方法除了有充足的休息时间，还需要在运动后第一时间对身体肌肉进行拉伸和放松，使肌纤维舒展开来，以促进肌肉恢复良好状态。另外，运动过程中产生的代谢废物——乳酸，会造成肌肉的酸痛感，而拉伸与放松运动能促进乳酸等代谢废物快速排出，有效减轻运动疲劳与肌肉酸痛感。运动后恢复一般选用静态拉伸（见图1.12）的方法。

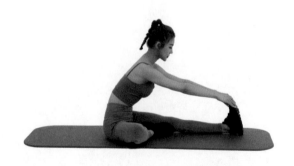

图1.12 静态拉伸运动

1.5 急性损伤处理

常见的急性损伤处理方式主要是一些英文缩写指代的损伤处理原则，包括 RICE 原则、PRICE 原则、POLICE 原则和 PEACE & LOVE 原则。这些原则适用的情景类似，多数情况下只需牢记并应用其中一种原则。

RICE原则

RICE 是四个步骤的英文名称的首字母组合，具体内容如下。

Rest 休息，指首先停止一切运动，包括受伤后立即停止运动和在恢复期内避免进行激烈的运动，将损伤程度降到最低。

Ice 冰敷，指在损伤发生后，在尽量短的时间内，快速冰敷伤处。具体做法为将冰块敲成小块，用干净的布包起来，然后放在伤处（不可以将冰块直接放在伤处）。这样可减缓伤处的血流速度，放慢细胞的新陈代谢，减轻疼痛。冰敷持续 15~20 分钟后拿下冰块，等伤处温度回升后，再继续冰敷，直至伤处有麻木感。冰敷时每隔 5 分钟左右要查看一下伤处，以避免发生冻伤的情况。冰敷的总体持续时间要视伤处的症状而定。

Compression 加压包扎。加压包扎一方面能抑制伤处流血，减少出血量；另一方面可以限制伤处的活动，减少对伤处的伤害。包扎四肢时，在绷带下垫一层硬物，压住伤处。

Elevation 抬高，指将伤处抬高处理。这是为了减少血液流向伤处，并减少血液渗出。抬高要持续至肿胀消除为止。

PRICE原则

PRICE 是五个步骤的英文名称的首字母组合，分别是 Protect、Rest、Ice、Compression 和 Elevation。PRICE 原则的大部分内容与 RICE 原则相同，区别在于 P，即 Protect。

Protect　保护，指在损伤发生后，应立即停止活动，保护受伤的部位，避免受伤部位二次受伤或负重。

POLICE原则

POLICE 是五个步骤的英文名称的首字母组合，分别是 Protect、Optimal Loading、Ice、Compression 和 Elevation。POLICE 原则的大部分内容和 PRICE 原则相同，区别在于 OL，即 Optimal Loading。

Optimal Loading　最优负荷，指倡导适当负重与运动。康复训练应该从受伤后立刻开始，一味地休息不仅不利于恢复，而且会产生很多问题。

PEACE & LOVE原则

PEACE & LOVE 原则是 2019 年新提出的急性损伤处理原则。PEACE 包括五个步骤：Protection，Elevation，Avoid anti-inflammatory modalities，Compression 和 Educate。其中，Avoid anti-inflammatory modalities 和 Educate 是新提出的。LOVE 包括 Load、Optimism、Vascularisation 和 Exercise 四个步骤，主要用于亚急性期（使用 PEACE 原则进行一定程度的恢复后）。

Avoid anti-inflammatory modalities

避免使用消炎药。损伤后组织发炎的过程也是自我愈合的过程，所以不能过度抑制炎症。但另一方面，组织伤后持续炎症也是影响愈合和肢体功能恢复的重要因素。因此，具体用药方式需要听从医生的建议。

Educate

正确教育。除了上述急性期的建议，医疗人员也要做好正确的卫生教育。某些治疗，例如电疗、徒手治疗或针灸等，早期对于疼痛可能有帮助，长期来看，每个人的治疗反应可能不相同。正确的卫生教育，可以有效避免过度治疗 。

Load

适当负重。积极的活动、训练等，对于大部分伤者来说是有益处的。如果伤者可以忍受，早期给予其机械式刺激，加上适当负重，可以强化其肌腱、肌肉和韧带的修复，促进其复原，也可以有效避免过度治疗。

Optimism

保持乐观。大脑在伤后复原的过程中扮演着关键角色，忧郁、恐惧等负面心理可能会影响复原。

Vascularisation

保持血液循环畅通。适当的身体活动，有助于增加受伤组织的血流量。在不造成疼痛的前提下，尽早活动受伤部位，增加有氧运动，可以恢复功能，降低止痛药需求。

Exercise

运动训练。运动训练能够恢复关节的活动能力、强化肌肉力量和提升本体感觉，是康复治疗的重要组成部分。

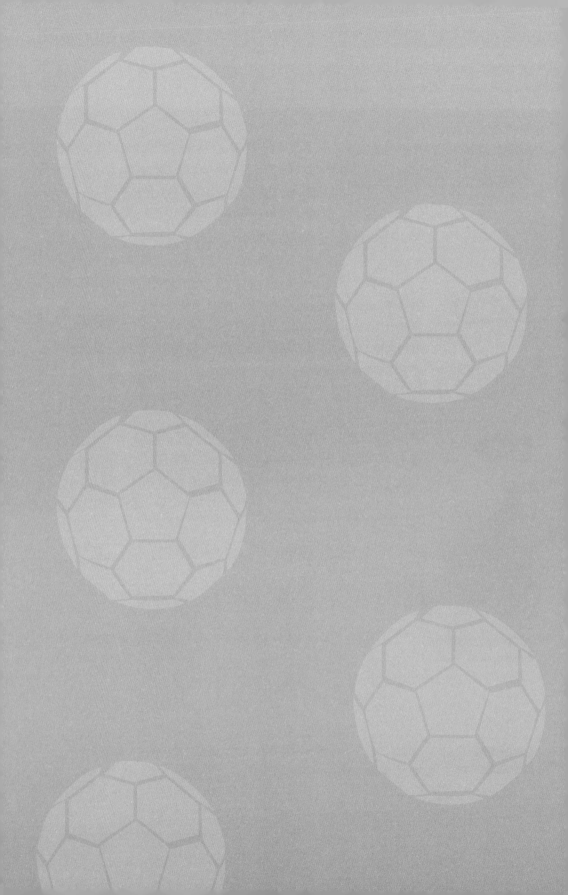

第 2 章

足球运动常见损伤

- 足球运动特点
- 足球运动动作分析
- 足球运动易损伤部位
- 不同位置球员常见损伤

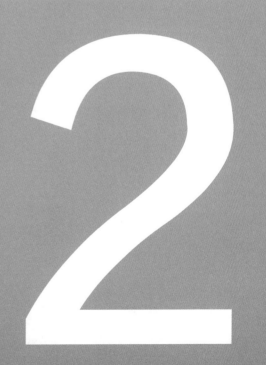

2.1 足球运动特点

　　足球运动是参与人数多、影响力大的体育项目，同时也是一项复杂的、有大量身体接触的运动，其中融合了大量与技术、战术、身体素质有关的竞争，也正是由于其竞争的多元性和复杂性，运动员承受了较高的损伤风险。

对抗激烈、速度快

　　随着现代足球的发展，足球比赛的节奏越来越快，对抗越来越激烈，攻防转换的速度也在不断提高，高速度的冲刺在高水平足球比赛中越来越常见，身体对抗也越发激烈。

负荷大

　　运动员需要在短时间内做出决策，并通过各种身体动作来完成特定的目标，这对运动员的身体负荷提出了较高的要求。研究报道，青年男性足球运动员损伤的发生率为 2 次 /1000 运动时长 ~19.4 次 /1000 运动时长（1 运动时长表示参与足球运动 1 小时），顶尖男性足球运动员损伤的发生率为 2.48 次 /1000 运动时长 ~9.4 次 /1000 运动时长。

受伤风险高

　　比赛中受伤的风险比训练中受伤的风险更高。在过去的几十年里，人们对足球运动的流行病学研究越来越深入，这也为预防损伤打下了坚实的基础。

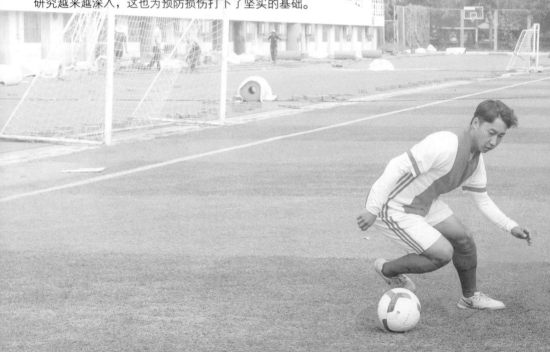

2.2 足球运动动作分析

　　在足球运动中，常见的动作形式有冲刺、急停、跳跃和变向。这四种动作形式都有各自的特点，其中冲刺和急停往往是同时出现的，尤其是对于边后卫或边翼卫球员，冲刺和急停更是家常便饭。

冲刺和急停

　　冲刺和急停动作中，运动员需要在直线上完成踝关节的快速跖屈蹬地，带动身体向正前方产生加速度，当与目标有一定距离时，采用快速调高步频（小碎步）的方式进行急停。当然，也有运动员选择向身体的正前方迈一小步，然后以下蹲的姿势进行减速。但这样会显著提升运动员的受伤风险，而且往往容易滑倒。所以不推荐这种一步减速的方式，而推荐采用调高步频的方式进行减速。

跳跃

　　跳跃主要发生在防守三区（罚球区和罚球区前 30 米区域），主要是在防守球员和进攻球员争抢头球时出现。运动员单腿起跳，微微屈髋、屈膝后，快速跖屈踝关节并伸膝、伸髋完成跳跃动作。需要注意的是，运动员在跳起后，往往会出现手肘抬高的情况，这样有利于增加跳起高度，也有利于保护自己。但是同时这也存在击打到对手的风险，所以需要格外注意。

变向

　　变向是较为复杂的动作，运动员往往会在比赛中采取不同的变向策略。变向策略简单来说可以归为两类：同侧跨步变向和跨中线变向。也有运动员会通过反复完成跨中线变向或同侧跨步变向来迷惑对手，构成变向动作的组合（如踩单车动作）。所谓同侧跨步变向，是指运动员在变向前，先向目标方向的反方向迈出支撑足，例如向左变向时，右脚先向右侧跨步，然后通过支撑侧下肢的扭转带动身体转向目标方向（右脚在地面上扭转带动身体向左转动）。与此同时，向目标方向伸出另一侧下肢（左腿向左迈步），完成变向的全过程。而跨中线变向是先用目标方向的同侧腿进行减速，同样以向左变向为例，运动员需要先用左腿完成支撑减速，然后右腿跨过身体中线向目标方向迈步（右腿跨过中线向左迈步），同时身体跟随右腿进行扭转，从而转向目标方向，完成变向的全过程。

2.3 足球运动易损伤部位

　　有研究表明，有 82% 的足球运动员在赛季中遭受过损伤。踝关节和膝关节是两大最容易受伤的关节，损伤主要为韧带扭伤（撕裂）和肌肉拉伤。经过多个赛季的统计，每名运动员每赛季平均受 2.1 次伤，其中 52% 是轻伤（4~7 天就能恢复），33% 是中等程度损伤（8~28 天才能恢复），15% 是严重损伤（28 天以上才能恢复）。在所有损伤中，有一半是身体接触造成的损伤。因身体接触而发生的损伤中又有 1/2 是对手的暴力行为导致的。

膝部

　　在足球运动中，膝部损伤分为接触性和非接触性两种。接触性膝部损伤往往由外力撞击引起，撞击的部位及撞击力的大小、方向决定了受伤的组织结构以及程度。非接触性膝部损伤常常发生在变向、急停、急转、快速突破等会对膝关节造成较大负荷的动作中，根本原因是膝关节稳定性不足。膝部较易发生损伤的部位包括前交叉韧带等。

足部和踝部

　　足球运动的一切动作都离不开足部和踝部的参与，也正因为如此，足部和踝部一直承受着巨大的压力，长期的姿势不良、本体感觉缺陷、肌力不均衡、奔跑及跳跃动作过多等原因都会提升足部和踝部损伤风险。足部和踝部较易发生的损伤包括踇肌腱损伤、踝关节扭伤、脚部应力性骨折、跟腱断裂、跟腱炎、足底筋膜炎和足球踝等。

　　损伤发生率会随着运动员年龄的增加而上升，14~16 岁的运动员受伤的概率要明显低于 16~18 岁的运动员。这是由于运动员年龄越大，其运动的对抗强度也越大。低水平运动员在训练和比赛时受伤的概率是高水平运动员的两倍多。

　　在足球爱好者中，因参与足球运动而发生的常见损伤包含以下这几种。第一是腰痛，有 26% 的足球爱好者抱怨过自己踢完球后觉得腰不舒服。第二是踝关节扭伤，有 22% 的足球爱好者曾谈到自己在参与足球运动时扭伤过踝关节。之后依次是大腿拉伤（19%），头部撞伤（18%）以及膝关节损伤（17%）。

腰部

　　足球运动中经常涉及腰部扭转发力的动作，例如带球突破、长传和过人等，这些动作通常幅度较大，特别是在做动作时遇到较强对抗，则容易造成背部肌肉拉伤。

髋部和大腿

　　在足球运动中，无论是跳跃、冲刺，还是变向、侧移，这些专项动作都离不开髋部和大腿的参与，训练量过大导致运动过度，或者比赛过程出现碰撞，都有可能会加重髋部和大腿的负担，造成损伤。髋部和大腿较易发生损伤的部位包括股四头肌、腘绳肌、髋关节盂唇等。

2.4 不同位置球员常见损伤

对于足球运动员而言，比赛位置和损伤发生率之间的关系目前还未达成共识，位置可能会影响运动员受伤的风险。因为不同位置的球员在比赛中的运动方式、运动强度有所不同，所以发生损伤的可能性也有所不同。不同位置球员的损伤特征与损伤率有一定的差异，但这更可能是不同比赛负荷、不同位置的技战术特点、有无动作预期等多方面原因共同影响的。一般而言，不将场上位置作为一种损伤风险因素。一般认为，前锋在比赛中的损伤风险要高于防守球员。守门员的损伤风险最低。

前锋

有研究表明，前锋或进攻球员更容易受伤。在足球比赛中，大多数 1 对 1 对抗发生在进攻方的中前场或边路区域，在这种情况下往往会出现较为明显的身体对抗，所以在进攻方的中前场或边路区域可能会产生较高的损伤发生率。并且，前锋的损伤大多与快速启动和急停有关，这类损伤大约占前锋运动损伤的 1/4。

中场球员

对于中场球员而言，他们往往需要长距离地跑动，从而覆盖更多的球场区域，为进攻球员和防守球员提供衔接。因此，他们更容易产生过度使用性的损伤。其中，有一部分后腰球员由于需要频繁地争抢头球，易产生脑震荡、前交叉韧带损伤和挫伤等问题。在业余比赛中，中暑和肌肉痉挛也常常发生在中场球员身上。

后卫

对于后卫而言，除了和前锋一样存在激烈的身体对抗，他们往往还需要根据对方前锋的动作，做出滑铲、解围等较大幅度的上抢动作，这就造成了后卫无意识的急停或变向增多，从而提升了前交叉韧带损伤的风险。

第3章

膝部损伤的预防与康复

- 膝部解剖学
- 膝部常见损伤

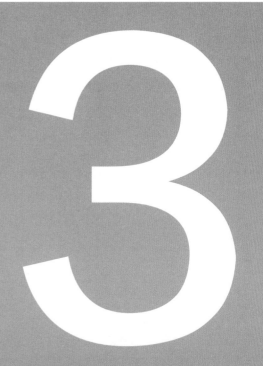

3.1 膝部解剖学

膝关节由胫股关节（由胫骨近端与股骨远端构成）和髌股关节（由髌骨与股骨远端构成）组成，主要运动为矢状面上的屈曲与伸展、水平面上的内旋与外旋。

肌肉

前面观

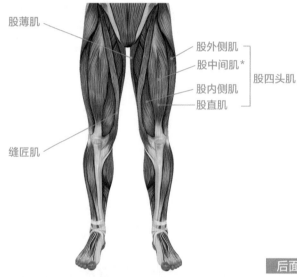

股薄肌

股外侧肌
股中间肌*
股内侧肌
股直肌

股四头肌

缝匠肌

肌肉介绍

股直肌：起于髂前下棘，止于胫骨粗隆，具有使膝关节伸展和髋关节屈曲的功能。

股内侧肌：起于股骨粗线内侧唇，止于胫骨粗隆，具有使膝关节伸展的功能。

股外侧肌：起于股骨粗线外侧唇，止于胫骨粗隆，具有使膝关节伸展的功能。

股中间肌*：起于股骨体前面，止于胫骨粗隆，具有使膝关节伸展的功能。

股薄肌：起于耻骨下支，止于胫骨近端内侧，具有使膝关节屈曲和内旋、髋关节屈曲和内收的功能。

缝匠肌：起于髂前上棘，止于胫骨近端内侧，具有使膝关节屈曲和内旋，以及髋关节屈曲、外旋和外展的功能。

后面观

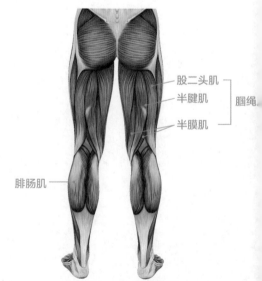

股二头肌
半腱肌
半膜肌

腘绳

腓肠肌

肌肉介绍

半腱肌：起于坐骨结节，止于胫骨近端内侧，具有使膝关节屈曲和内旋、髋关节伸展、骨盆后倾的功能。

半膜肌：起于坐骨结节，止于胫骨内侧髁后面，具有使膝关节屈曲和内旋、髋关节伸展、骨盆后倾的功能。

股二头肌：长头起于坐骨结节，短头起于股骨粗线外侧唇，整体止于腓骨头，具有使膝关节屈曲和外旋、髋关节伸展、骨盆后倾的功能。

腓肠肌：内侧头起于股骨内上髁后面，外侧头起于股骨外上髁后面，远端通过跟腱附着于跟骨结节，具有使膝关节屈曲、踝关节跖屈的功能。

注：*指深层肌肉，全书余同。

骨骼和韧带

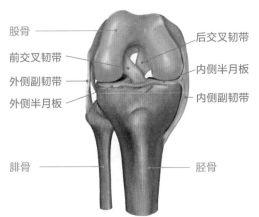

前面观

股骨
前交叉韧带
外侧副韧带
外侧半月板
腓骨

后交叉韧带
内侧半月板
内侧副韧带
胫骨

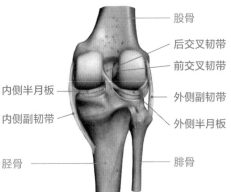

后面观

股骨
后交叉韧带
前交叉韧带
外侧副韧带
外侧半月板
腓骨

内侧半月板
内侧副韧带
胫骨

骨骼和韧带介绍

股骨：人体最长的骨，由近端、股骨体和远端构成，也被称为大腿骨。

胫骨：与腓骨构成小腿，是人体第二长的骨。

腓骨：与胫骨构成小腿，呈三棱柱状，是人体最细的长骨。

半月板：新月形的纤维软骨盘，分内、外侧且二者分别位于胫骨内侧髁、外侧髁的顶部，可减小关节面的摩擦力和压力，并通过改善膝关节的吻合度来提升其稳定性。

前交叉韧带：起于股骨外侧髁内侧，止于胫骨髁间隆起的前侧，可稳定膝关节，防止胫骨过度前移、股骨过度后移，防止膝关节过度伸展、外翻、内翻和在水平面上过度旋转，也被称为前十字韧带。

后交叉韧带：起于股骨内侧髁外侧，止于胫骨髁间隆起的后侧，可稳定膝关节，防止胫骨过度后移、股骨过度前移，防止膝关节过度屈曲、外翻、内翻和在水平面上过度旋转，也被称为后十字韧带。

内侧副韧带：起于股骨内上髁，止于胫骨内侧髁，可稳定膝关节，防止膝关节外翻、过度伸展，也被称为胫侧副韧带。

外侧副韧带：起于股骨外上髁，止于腓骨头，可稳定膝关节，防止膝关节内翻、过度伸展，也被称为腓侧副韧带。

★ 髌骨：包绕于股四头肌肌腱中的籽骨，活动度大，异常滑动或半脱位的风险高，也被称为膝盖骨。

★ 髌韧带：位于膝关节囊前面，从髌骨的下缘向下止于胫骨粗隆，可以帮助伸膝及稳定膝关节。

3.2 膝部常见损伤

前交叉韧带损伤

前交叉韧带损伤绝大多数都是非接触性的，最常发生在急停、变向和跳起落地这几种情况下，因为这通常会引起胫骨相对于股骨发生前向的位移和膝外翻，给前交叉韧带带来极大的负荷。正因为如此，前交叉韧带损伤在包含大量急停、变向和旋转动作的运动中非常常见。此外，相较于男性而言，女性的前交叉韧带在结构上存在弱势，损伤风险更高。前交叉韧带损伤通常还伴随着半月板或内侧副韧带的损伤。

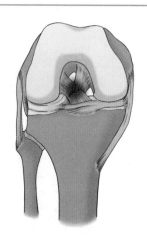

症状

疼痛 膝关节处有疼痛感，负重时尤为明显。

声音 韧带完全断裂时，可听到较为明显的声音。

关节活动度 膝关节受力时不稳定，偶尔会过度伸展。

肿胀 损伤引起内部出血，导致膝关节快速肿胀。

试验 拉赫曼试验结果阳性。

磁共振成像检查 韧带肿胀或连续性中断，股骨和胫骨有挫伤表现。

诱因

● 给膝关节带来较大负荷的特定动作。特定动作包括跳跃、急停和变向等。

● 错误的动作模式。下肢动作模式会影响韧带、软骨和骨骼上的负荷，错误的动作模式会大大提升前交叉韧带损伤的风险。

● 髋关节和膝关节肌群力量不足。个体对髋关节和膝关节的动态控制能力较差，膝关节易外翻，给前交叉韧带带来较大负荷。

● 核心稳定性不足。核心是身体的中心，是身体运动链的中枢部分，它可以整合近端与远端的力量，有效传递力，为身体运动提供稳定的平台。对下肢来说，下背部、脊柱、髋部的稳定有力，核心本体感觉功能的准确性，都是确保下肢顺利进行运动的重要因素。核心力量弱、核心稳定性差，是造成前交叉韧带损伤的重要原因。女性在运动中，髋关节的内收、内旋角度比男性大，外展、外旋的力量又弱于男性，从核心的生理上和力量上，都导致女性前交叉韧带损伤概率大于男性。

- 下交叉综合征。下交叉综合征是一种体态上的非理想状态。这种体态在外形上的特点是腰椎前屈，骨盆前倾，肚子看起来比较突出，身体重心比较靠前。为了保持平衡，需要依靠腰部肌群将身体回拉，导致腰部、背部、大腿前侧的肌肉比较紧张，腹部、臀部肌肉力量薄弱，从侧面看，将紧张的肌群连接、薄弱的肌群连接，就形成一个交叉的形状。因这些肌肉主要位于下肢，所以这种体态被称为下交叉综合征。下交叉综合征会引起下肢肌肉力量不均衡，易造成膝盖过伸，给膝关节带来额外压力，造成前交叉韧带损伤。

- 高速冲撞。足球运动是强对抗项目，个体膝关节可能因为碰撞而突然过度伸展等，引发前交叉韧带损伤。

预防指导

- 拉伸髂腰肌、股四头肌、腘绳肌、小腿三头肌。
- 强化臀中肌、臀小肌、股四头肌、核心肌群（如腹直肌、腹内斜肌、腹外斜肌、腹横肌）的力量。
- 优化急停、切步和变向动作模式。

处理指导

急性期

- 可在损伤后 24 小时内，根据 PRICE 原则，做出正确、及时的处理。
- 根据疼痛、肿胀等症状进行判断，如疑似发生前交叉韧带损伤，尽快就医。

非急性期

- 进行必要的检查，如有需要，接受手术治疗。
- 术后或无须手术治疗时，根据专业人士的建议，进行理疗、提升下肢平衡性的纠正性训练及强化下肢肌肉力量的训练等。

康复中后期推荐训练计划

页码	动作名称	动作图片	训练频率	单次训练
144	仰卧直抬腿		1~2 次 / 天	20 次 ×3 组
130	侧抬腿		1~2 次 / 天	20 次 ×3 组
160	弹力带 – 侧卧 – 单侧伸膝		1 次 / 天	10 次 ×3 组
195	髋内收肌练习		1 次 / 天	10 次 ×3 组
131	瑞士球 – 靠墙下蹲		1 ~ 2 次 / 天	10 次 ×3 组

重返足球运动

● 接受由专业人士实施的功能性测试，评估膝关节的力量和稳定性是否达到重返足球运动的标准，功能性测试包括等速力量测试、跳跃测试等。

● 在全面重返足球运动之前，需要模拟专项动作，包括跳跃、变向和急停等。

● 根据专业人士的指导，循序渐进地重返足球运动。

● 将等速肌力评定结果"腘绳肌肌力 ÷ 股四头肌肌力＞85%"作为重返足球运动的标准。

髌股关节疼痛（膝前痛）

髌股关节疼痛是由内部解剖因素和外部环境因素共同导致的。常见因素包括髌前皮下脂肪组织厚度改变、髌股支持带结构改变、滑膜组织带发育异常、供养血管早期退变、髌骨发育不良、髌股关节吻合关系不良、股骨滑车发育不良和股骨远端畸形等。

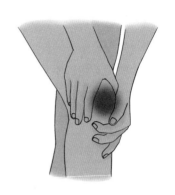

髌股关节疼痛也被称为膝前痛，是膝关节常见的损伤之一，而且常与在体育运动中过度使用膝关节有关。髌股关节疼痛可能存在于所有年龄组和所有体育运动，而且屈曲膝关节的活动（例如坐下、爬楼梯和骑车）会导致疼痛加剧。

症状

疼痛 膝盖前部通常会出现疼痛，但是在髌股关节退行性病变的情况下（在年龄较大的运动员中更常见），这种疼痛可能放射到膝盖后部。局部压痛可能出现在髌骨的任何部位。

肿胀 明显的肿胀很少见。

其他 可能出现膝关节"打软"现象。

功能影响 膝关节受力时不稳定，偶尔会过度伸展。

X 光片检查 可能会显示髌股关节对位、对线欠佳和退行性病变。

韧带测试 有助于排除前交叉韧带损伤。

诱因

● 过度使用膝关节。

● 跑步、蹲下、上下楼梯等活动。

● 膝关节动态外翻。

● 足部异常（后足外翻和前足下垂）。

● 身体活动水平突然提高。

● 髌骨不稳。

● 股四头肌无力。

预防指导

● 拉伸股四头肌、腘绳肌、臀中肌、臀大肌。

● 强化腹横肌、腹直肌、腹内斜肌、腹外斜肌、股四头肌、腘绳肌、臀中肌力量。

● 提升核心稳定性、下肢柔韧性，强化下肢肌肉力量。

● 优化步态、跑步模式。

● 必要时可使用矫形器。

处理指导

急性期

● 可在损伤后 48 小时内，根据 PRICE 原则处理，稳住病情，使伤处更好地愈合。

● 抗炎治疗。

● 使用定制的髌骨贴扎并结合运动疗法，以帮助即刻减轻疼痛。

非急性期

● 绝大多数髌股关节疾病都可以通过非手术疗法得到改善。通常建议参加家庭锻炼计划或接受正式的物理治疗。这些家庭锻炼计划侧重于提升相关肌肉的柔韧性和强化力量（以强化腿部肌肉力量为主，兼顾强化臀部及核心肌肉力量）。

● 超声波和电刺激治疗。

● 如果发生肿胀或剧烈的疼痛，非甾体抗炎药可能有用。

● 在康复期间，伤者应避免锁定膝盖，也应避免任何过度的弯曲姿势（盘腿而坐、跪着或下蹲）或腿部过伸姿势（将腿架在桌上）。

● 如果在 6 个月的治疗后效果不明显，磁共振成像检查有助于评估其他可能导致症状的原因。

康复中后期推荐训练计划

页码	动作名称	动作图片	训练频率	单次训练
133	迷你带蚌式训练		1~2 次 / 天	10 次 ×3 组
132	迷你带向前行走训练		1 次 / 天	10 次 ×4 组
159	弹力带 – 仰卧 – 卷腹		1~2 次 / 天	10 次 ×3 组
160	弹力带 – 侧卧 – 单侧伸膝		1 次 / 天	10 次 ×3 组

重返足球运动

● 运动员通常要停止参与运动几周到 6 个月，如果做了手术，可能需要 3 ~ 6 个月才能重返足球运动。在重返足球运动之前，运动员必须能够模拟足球运动动作而未出现明显疼痛。如果疼痛或无力感仍然存在，建议继续治疗。

髂胫束摩擦综合征

髂胫束（ITB）的膝盖侧面到胫骨附着处节段容易产生炎症反应，这往往与过度使用膝关节有关，常发生于足球、跑步等需要完成下肢重复动作的运动中。髂胫束受损和训练量增加的关系十分密切。

通常情况下，在运动开始的时候疼痛非常轻微，而且未发现有肿胀。

ITB 侧向压缩机制：当膝关节屈曲 30° 时，位于髂胫束与股骨外上髁间隙的脂肪组织受到挤压，进而引起疼痛并诱发炎症反应。

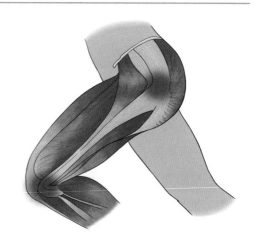

症状

疼痛　疼痛一般局限于髂胫束在膝盖外侧的部位。

肿胀　大腿外侧靠近膝关节处易发生轻微肿胀。

功能影响　运动员通常在训练过程中感到疼痛，导致训练困难或无法完成训练。

其他　在髂胫束部位可能出现某些局部的软组织发炎。

体检　髂胫束的膝盖侧面沿线出现界限明确的局部压痛，通常没有局部软组织肿胀。在膝关节屈伸运动期间，髂胫束可能会绷紧，而且在由前向后活动中受到刺激。偶尔会在髋关节部位发生髂胫束近端压痛。

诱因

- 髂胫束受损。
- 训练量增加。
- 臀肌和躯干处的肌肉无力，导致骨盆向一侧塌陷，并进一步引起未塌陷一侧的髂胫束张力增加。
- 髂胫束张力过大。

预防指导

- 拉伸阔筋膜张肌、股四头肌。
- 跑步时穿运动鞋、使用支撑鞋垫。
- 强化股内侧肌力量。
- 通过泡沫轴放松髂胫束。

处理指导

急性期

● 休息，避免反复屈伸膝关节。　　　● 冰敷。

非急性期

● 手法治疗。伤者很难独自正确地拉伸髂胫束，因此建议寻求物理治疗师的帮助。

● 局部理疗。例如对股骨外上髁（膝盖的外侧）附近有压痛的部位使用超声波和电刺激。

● 一天冰敷、按摩几次。将冰水混合物直接放在膝盖的外轮廓上，有助于消除症状。

● 拉伸下肢肌肉有助于消除肌肉紧张和刺激。

● 通过训练强化下肢肌肉和臀部肌肉的力量。

● 使用泡沫轴、花生球或筋膜球来放松髂胫束，每天 2 ~ 3 分钟。

● 对于足球运动，有益的做法是检查足部，可能需要更换球鞋或添加矫形器。

● 如果存在足弓塌陷，可以试试穿运动型跑鞋或者试试非处方足弓支撑垫。

● 一旦症状消退且已经重返足球运动，应该在训练计划中加入长期的髂胫束拉伸计划。

康复中后期推荐训练计划

页码	动作名称	动作图片	训练频率	单次训练
135	泡沫轴 – 侧卧 – 髂胫束放松		1 次 / 天	30 秒 ×3 组
136	花生球 – 髂胫束放松		1~2 次 / 天	30 秒 ×3 组
150	迷你带 – 半蹲 – 侧向走		1~2 次 / 天	10 次 ×3 组

重返足球运动

● 髂胫束损伤的修复时间通常需要 4 周，有特殊情况时间会更长一些。在日常活动中髂胫束没有或只有极少疼痛情况时，可以考虑重返足球运动。重返足球运动必须循序渐进，在无疼痛的情况下逐渐提升运动强度。

髌腱炎

髌腱是连接胫骨与髌骨的肌腱。髌腱炎又称"跳跃者膝"，是发生在髌腱上的轻微损伤或胶原蛋白退化变性。该病症常发生在需要完成大量伸膝动作，或需要完成较多跳跃和转向动作的运动中，在足球运动员身上较为常见。

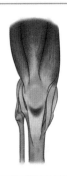

症状

疼痛 有压痛、伸膝痛，髌骨底部和胫骨顶端有尖锐刺痛。病情严重时，上下楼梯也会有痛感。

磁共振成像检查 可用于诊断病情。

肿胀 髌腱有可能肥大。

诱因

● 下肢肌肉，尤其是臀部肌群与大腿肌群，如果使用过多，经常处于疲劳状态，会引起髋关节、膝关节稳定性降低，造成股骨内旋和膝关节外翻，形成肌肉的不平衡状态，给关节带来压力，尤其是膝关节。再加上过度劳累的股四头肌和腘绳肌，处于紧张状态，会将压力转嫁给髌腱，导致髌腱的磨损。

● 核心稳定性不足。核心是身体的中心，是运动链的中枢部分，可以有效传递力量，为运动提供稳定的平台。下背部、髋部的稳定有力，核心本体感觉功能的完整性，都是确保下肢顺利进行运动的重要因素。核心稳定性不足会使下肢活动受影响，加大膝关节的压力，长期易导致髌腱炎。

● 下交叉综合征。下交叉综合征是给膝关节带来压力的不良体态之一。

● 髌腱的过度使用。髌腱向下连接胫骨，向上连接髌骨，以及再往上的股四头肌，如果跳跃动作太多，髌骨承受压力过大，易造成髌腱损伤。

● 股四头肌的柔韧性差，腘绳肌过度紧张。这样会将压力转嫁给髌腱。

● 训练场地的地面过于坚硬。如果地面太硬，做跳跃动作时，膝部缓冲性小，易对髌腱造成压力和损伤。

预防指导

● 拉伸股四头肌、腘绳肌、髂腰肌、臀大肌。　● 强化股四头肌、腘绳肌、臀中肌力量。

● 提升平衡能力、本体感觉。　● 优化跳深动作。

● 进行跳跃着地缓冲动作的安全教育，避免在有风险的情况下进行跳跃运动。

处理指导

急性期

● 可在损伤后 48 小时内，根据 PRICE 原则处理，稳住病情，防止损伤进一步加重。

● 积极采用消肿和抗炎的治疗。

非急性期

● 采用理疗手段，尽快控制炎症反应，促进消肿和局部血液循环。可以采用微波和超短波进行治疗。

● 在后期炎症与疼痛消失后，可针对下肢和骨盆区域进行放松、拉伸、力量和稳定性训练，以逐步恢复训练水平。

● 如果存在手术指征，则需要进行手术治疗。

康复中后期推荐训练计划

页码	动作名称	动作图片	训练频率	单次训练
142	椅式 – 架腿压		1~2 次 / 天	30 秒 ×3 组
139	被动拉伸 – 固定式屈膝		1~2 次 / 天	30 秒 ×3 组
137	分腿蹲 – 原地		1~2 次 / 天	10 次 ×4 组
141	落地缓冲原地主动降重心训练		1~2 次 / 天	10 次 ×4 组

重返足球运动

● 重返足球运动的时间根据个人症状改善的情况而定，但如果采用非手术手段治疗，6 周内一般不能重返足球运动。6 周后可以逐步恢复羽毛球运动，注意应循序渐进地增加运动量。

● 经医生确认手术成功且痊愈，身体功能恢复，才可重返足球运动。

内侧副韧带损伤

内侧副韧带损伤指膝关节内侧副韧带部分或完全撕裂。内侧副韧带是膝关节内侧的稳定结构，膝关节受到强大的外翻应力的时候可能出现损伤，损伤后会出现外翻不稳。内侧副韧带损伤可能合并前交叉韧带损伤和半月板损伤，常发生于肢体接触较多的运动和扭动较多的运动中。

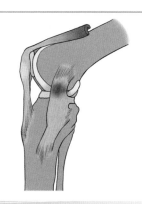

症状

疼痛　膝关节内侧疼痛。

关节活动度　疼痛损伤刺激导致关节活动受限。

肿胀　膝关节内侧肿胀，合并前交叉韧带损伤或半月板损伤时，会出现整个膝关节肿胀。

磁共振成像检查　可用于直接观察内侧副韧带的损伤情况。

诱因

- 在运动中进行变向或转体时，膝部在扭转的过程中，内侧副韧带受到较大牵拉力。这种诱因较为常见。在大腿与小腿不同步扭转时，如小腿与足部处于静止状态，而躯干与大腿发生扭转，这就造成了膝部扭转，内侧副韧带受到强力牵拉。

- 下肢过度劳累。在疲劳状态下，胫骨外旋、股骨内旋造成下肢塌陷，内侧副韧带因受到牵拉力伸展度加大，增大损伤风险。

- 核心稳定性不足。核心缺乏稳定性，下肢动作没有稳定的平台，会提升内侧副韧带受伤风险。

- 下交叉综合征。下交叉综合征会给膝关节带来压力，加重内侧副韧带压力。

- 膝部外侧受到强力撞击。来自膝部外侧的撞击力，给内侧副韧带带来大的冲击力。

预防指导

- 拉伸腘绳肌、股四头肌。

- 提升平衡能力、本体感觉、抗冲击能力。

- 运动前热身、运动时佩戴护具。

- 强化臀中肌、股四头肌、腘绳肌力量。

- 优化倒地缓冲动作。

处理指导

急性期

- 根据 PRICE 原则治疗，减轻疼痛和肿胀。
- 及时就医，尽早固定，根据损伤情况，固定工具包括石膏和膝关节支具等。

非急性期

- 多数内侧副韧带损伤可以通过保守治疗逐步恢复。保守治疗包括膝关节石膏或支具固定、拉伸训练、关节活动度训练和力量训练等康复治疗。
- 合并膝关节其他韧带损伤时需要手术治疗。

康复中后期推荐训练计划

页码	动作名称	动作图片	训练频率	单次训练
193	坐姿 – 腘绳肌拉伸		1 次 / 天	30 秒 × 3 组
194	站姿 – 大腿前侧拉伸		1 次 / 天	30 秒 × 3 组
199	窄距 – 半蹲		1 次 / 天	10 次 × 3 组
150	迷你带 – 半蹲 – 侧向走		1 次 / 天	10 次 × 3 组

重返足球运动

- 不同程度的损伤，重返足球运动时间不同。短则 3 到 4 周，长则半年。
- 对于损伤严重且有高功能需求的运动员，在重返足球运动之前，需要去医院复查，经系统评估后方可重返足球运动。

胫骨结节骨骺炎

胫骨结节骨骺炎是影响成长中儿童的病症，几乎所有体育活动中的跑步和跳跃动作都会引发症状。疼痛与胫骨结节（髌骨正下方的凸块）的生长板有关，此处是非常结实的髌腱的附着处。一旦生长板闭合，症状就会消失。女性的生长板闭合早于男性。胫骨结节骨骺炎的特征是触痛局限于胫骨结节。因此，此病症在青年男性足球运动员或青年男性足球爱好者中较为常见。

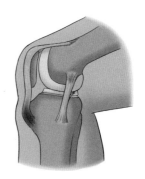

症状

疼　痛　膝关节屈伸时疼痛，在完全伸展时和下蹲时加剧；触痛局限于胫骨结节。

肿　胀　胫骨粗隆处肿胀；膝关节下方有轻微的软组织肿胀。

功能影响　走路、跑步等日常活动受限，无法进行体育活动。

其　他　胫骨结节突出。

X 光片检查　在少数情况下，对于曾患胫骨结节骨骺炎的成年人，如果胫骨结节仍然存在一块融合性小骨（附着在髌腱上的一块小骨），胫骨结节可能会出现阵发性疼痛。这可以在侧位 X 光片上显示出来。

磁共振成像检查　可用于检测有无软组织损伤。

诱因

- 几乎所有体育活动中的跑步和跳跃动作都可能引发症状。
- 存在膝关节损伤史。
- 股四头肌的过度使用。

预防指导

- 拉伸膝关节和相邻关节处的肌肉，尤其是股四头肌。
- 强化膝关节和相邻关节处肌肉的力量，尤其是股四头肌、臀肌和腹肌。
- 提升膝部肌肉的耐力和离心收缩能力。
- 优化下肢髋关节、膝关节和踝关节协同发力模式，避免膝关节过度受力。
- 日常生活中注意膝关节休息放松，避免过度劳累，注意保暖；运动前进行充分热身；运动中，合理使用膝部护具，减小受伤概率；运动后及时拉伸放松，也可以由治疗师进行各种技术的放松。

- 日常跑步运动中要注意改正跑步姿势。
- 穿合适的跑鞋、使用合适的矫形器以及在合适的场地训练。

处理指导

`急性期`

- 停止相关的活动。
- 根据 PRICE 原则治疗，减轻疼痛和肿胀。
- 如果症状很严重，可以考虑使用 7 天消炎药物，或者进行微波治疗。
- 如果成人患者的胫骨结节出现明显的未融合小骨，可能要考虑通过手术移除小骨。

`非急性期`

- 按摩放松和拉伸下肢肌肉进行局部治疗。
- 增强下肢肌肉力量训练。
- 大多数情况下经过适当休息和一系列的运动疗法后即可恢复，若情况较为严重，可能需要注射皮质类固醇促进康复。

康复中后期推荐训练计划

页码	动作名称	动作图片	训练频率	单次训练
135	泡沫轴 – 侧卧 – 髂胫束放松		1~2 次 / 天	30 秒 ×3 组
194	站姿 – 大腿前侧拉伸		1 次 / 天	30 秒 ×3 组
133	迷你带蚌式训练		1~2 次 / 天	10 次 ×3 组
144	仰卧直抬腿		1~2 次 / 天	20 次 ×3 组

重返足球运动

- 重返足球运动的时间取决于症状的严重程度以及年轻运动员的身体素质。通常，重返体育运动时有轻微的复发症状，但一旦年轻运动员发育成熟、生长板闭合，症状就会自行消退。

半月板损伤

半月板损伤是指膝盖内侧或外侧的半月板撕裂或断裂。半月板位于胫骨平台上，是半月形的软骨，起到缓冲和减震的作用。半月板损伤在肢体接触较多、容易发生碰撞及膝关节变向动作较多的运动中容易出现。内侧半月板损伤经常伴随内侧副韧带损伤、前交叉韧带损伤。

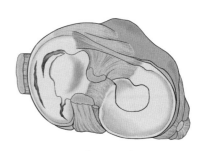

症状

疼痛　膝关节内侧／外侧有疼痛感。按压膝关节或小腿转动时，有明显痛感，甚至睡觉时，膝关节位置有痛感。

肿胀　损伤发生后的 48 小时内会有肿胀现象，或有关节积液。

声音　能听到膝关节内部发出"咔嚓"声或"砰"的声音。

关节活动度　关节活动度受限，屈膝伴有痛感，做不到完全屈膝。可能发生膝关节绞锁现象。

X 光片检查　可用于诊断有无合并骨折的情况。

磁共振成像检查　可用于诊断半月板是否撕裂。

诱因

- 在运动中进行变向时，膝部在扭转的过程中产生半月板损伤。这种诱因较为常见。在大腿与小腿不同步扭转时，如小腿与足部处于静止状态，而躯干与大腿发生扭转，这就造成了膝部扭转，半月板易损伤。

- 下肢过度劳累，造成股骨过度内旋。股骨过度内旋造成膝关节外翻，使膝关节稳定性降低，压力增大，提升半月板受伤风险。

- 核心稳定性不足。核心缺乏稳定性，下肢动作不稳定，提升半月板受伤风险。

- 下交叉综合征。下交叉综合征会给膝关节带来压力，易造成半月板损伤。

- 膝部外侧受到强力撞击。来自膝部外侧的撞击力，给半月板带来较大的压力。

预防指导

- 拉伸股四头肌、腘绳肌、臀中肌。
- 提升膝关节稳定性。
- 强化臀中肌、股内侧肌力量。
- 运动前热身。

处理指导

急性期

- 可在损伤后 48 小时内，根据 PRICE 原则处理，稳住病情，防止损伤进一步加重。
- 积极采用消肿和抗炎的治疗。

非急性期

- 立即就诊。不存在手术指征的患者，可进行保守治疗；存在到手术指征的患者，应先进行术前康复，再进行手术治疗。
- 在后期炎症与疼痛消失后，可针对下肢和骨盆区域进行稳定性训练，以逐步恢复训练水平。
- 进行力量训练，尤其是下肢力量训练。训练顺序为肌肉的等长收缩训练、向心收缩训练、离心收缩训练。注意训练动作要以髋关节训练为主，减轻膝关节压力。
- 恢复关节活动度，确保膝关节能完成全范围活动。

康复中后期推荐训练计划

页码	动作名称	动作图片	训练频率	单次训练
160	弹力带 – 侧卧 – 单侧伸膝		1 次 / 天	10 次 ×3 组
199	窄距 – 半蹲		1 次 / 天	10 次 ×3 组
143	瑞士球 – 单腿下蹲		1 次 / 天	10 次 ×3 组
158	弹力带 – 坐姿 – 单侧踝背屈		1~2 次 / 天	10 次 ×3 组

重返足球运动

- 如果采用保守治疗，大多数患者可在 12~24 周后重返足球运动。不排除会偶尔出现膝关节不稳定和疼痛的现象。
- 如果采用手术治疗，经过康复训练，通常 12~24 周后可重返足球运动。

髌骨脱位

　　髌骨脱位是指髌骨从股骨滑车沟脱出，不能按髌骨正常运动轨迹运动的情况。髌骨脱位一般是患者脚固定在地面上，完成下蹲动作，股骨在胫骨上滚动和滑动时髌骨向外侧脱出。当患者膝关节伸直时，髌骨可能会回到原来的位置，但大多数需要手动将其复位。髌骨脱位包含两种——完全脱位和半脱位。髌骨脱位通常是股骨滑车沟发育不良或内侧髌韧带撕裂导致的。女性比男性更容易发生髌骨脱位。

症状

疼痛 在未完成复位前极度疼痛，在内侧副韧带附近会产生持续的疼痛。

其他 内侧副韧带处皮肤颜色和温度发生变化。

功能影响 出现明显的膝关节不稳定感。

肿胀 迅速肿胀。

X 光片检查 有些髌骨脱位，髌骨脱出后不能自动复位，可见髌骨向膝关节外侧出现明显的移位。

诱因

- 股骨滑车沟发育不良。
- 髌骨和股骨相对位置不良。
- 膝关节过度外翻。
- 下肢力线异常。
- 关节松弛。

预防指导

- 如果之前有过髌骨脱出的情况，建议在运动时进行贴扎，为髌骨稳定滑动提供助力。
- 运动前要充分热身。
- 强化臀中肌、臀小肌和股内侧肌的激活和力量练习。
- 增加膝关节稳定性训练。

处理指导

急性期

- 可在损伤后 48 小时内，根据 PRICE 原则处理，稳住病情，防止损伤进一步加重。
- 积极采用消肿和抗炎的治疗。
- 可以先在膝关节屈曲状态下完成自我复位，然后尽快就诊。

非急性期

- 需要前往医院判断是否需要手术治疗，如果选择手术治疗，则应遵医嘱，按标准手术和康复流程进行治疗。

- 不论是否接受手术治疗，患者都可以接受康复治疗，其主要目的是恢复髌股关节的神经肌肉控制。

- 保守治疗需要视脱位的严重程度，选择合适的支具进行固定。

- 可以采用微波或超短波（无热剂量）消炎止痛。

- 拉伸腘绳肌、股四头肌、腓肠肌、阔筋膜张肌。

- 加强股四头肌（尤其是股内侧肌）的训练。

- 进行提升膝关节稳定性的训练。

- 进行步态练习，强化下肢力线的对位对线。

康复中后期推荐训练计划

页码	动作名称	动作图片	训练频率	单次训练
160	弹力带 – 侧卧 – 单侧伸膝		1 次 / 天	10 次 ×3 组
194	站姿 – 大腿前侧拉伸		1 次 / 天	30 秒 ×3 组
133	迷你带蚌式训练		1~2 次 / 天	10 次 ×3 组
198	单脚 – 站立		1 次 / 天	10 秒（单脚支撑稳定后开始计时）×3 组

重返足球运动

- 如果患者接受了手术治疗，要依据手术治疗的方案，设计康复治疗方案。一般需要6 周的康复训练，患者才能恢复正常活动，重返足球运动需要更长时间的恢复。

- 如果患者接受保守治疗，12~16 周的康复训练，患者才能恢复正常训练。

后交叉韧带损伤

后交叉韧带又叫后十字韧带，起于胫骨髁间隆起后方，止于股骨内髁之外，是膝关节的重要韧带，能防止胫骨后移。在胫骨上端遭受由前向后的强大外力，或在膝部屈曲状态下摔倒，或膝盖过伸等，都有可能造成后交叉韧带损伤。后交叉韧带损伤通常还伴随着外侧关节软骨与半月板的损伤。

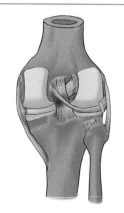

症状

疼痛 膝部有痛感，膝关节伸展时有痛感，腓肠肌也可能有痛感。

肿胀 膝部或有肿胀现象。

试验 后抽屉试验。

磁共振成像检查 可用于确认韧带损伤情况。

关节活动度 关节活动度受限，关节稳定性降低。

诱因

● 膝关节屈曲对胫骨带来大的冲击力，使胫骨向后，给韧带带来压力。

● 摔倒时膝关节着地，冲击后交叉韧带。

● 胫部受到外来较大力量的冲击。

● 膝盖过伸。

预防指导

● 拉伸股四头肌、腘绳肌、小腿三头肌。

● 强化臀中肌、臀小肌、核心肌群力量。

处理指导

急性期

● 损伤后 48 小时内，根据 PRICE 原则处理，稳住病情，使伤处更好地愈合。

● 采用抗炎治疗。

非急性期

● 及时就诊，如果有必要，需要进行手术治疗。

● 对伤处进行热敷。

● 进行矫正训练。在后期炎症与疼痛消失后，可针对下肢和骨盆区域进行稳定性训练，以逐步恢复训练水平。

● 进行力量训练，尤其是股四头肌力量训练。训练顺序为肌肉的等长收缩训练、向心收缩训练、离心收缩训练。

● 配合理疗，消肿，促进组织愈合。

● 进行关节活动度练习，防止关节粘连。

康复中后期推荐训练计划

页码	动作名称	动作图片	训练频率	单次训练
144	仰卧直抬腿		1~2 次 / 天	20 次 ×3 组
130	侧抬腿		1~2 次 / 天	20 次 ×3 组
145	弹力带 – 俯卧 – 单侧屈膝		1 次 / 天	10 次 ×3 组
195	髋内收肌练习		1 次 / 天	10 次 ×3 组
131	瑞士球 – 靠墙下蹲		1~2 次 / 天	10 次 ×3 组

重返足球运动

● 膝部疼痛完全消失、膝关节活动范围恢复并通过膝关节功能测试，可重返足球运动。

● 逐步恢复足球运动，进行跑步、跳跃、急转、扭转身体这些动作练习。

第 **4** 章

足部和踝部损伤的预防与康复

- 足部和踝部解剖学
- 足部和踝部常见损伤

4

4.1 足部和踝部解剖学

足部和踝部关节包括近端的距小腿关节、距下关节、跗横关节等，以及远端的跗跖关节、跖趾关节和趾骨间关节等，主要运动为矢状面上的背屈与跖屈、冠状面上的内翻与外翻、水平面上的内收与外展、组合运动中的旋前与旋后。其中，距小腿关节（通常被称为踝关节）由胫骨下关节面、内踝关节面、腓骨外踝关节面及距骨滑车构成，主要运动为矢状面上的背屈与跖屈。

肌肉

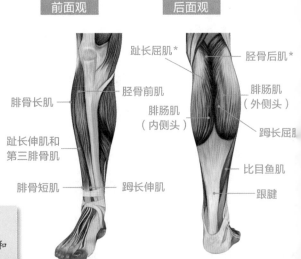

前面观　后面观

趾长屈肌*
胫骨后肌*
胫骨前肌
腓肠肌（外侧头）
腓骨长肌
腓肠肌（内侧头）
趾长伸肌和第三腓骨肌
跛长屈肌
腓骨短肌
跛长伸肌
比目鱼肌
跟腱

肌肉介绍

胫骨前肌：起于胫骨外侧面近端三分之二处和骨间膜，止于内侧楔骨内侧面和第一跖骨底，具有使踝关节背屈和足内翻的功能。

趾长伸肌：起于胫骨外侧髁、腓骨内侧面近端四分之三处和邻近骨间膜，止于外侧四趾的中节和远节趾骨底，具有使踝关节背屈、足外翻、足趾（跛趾外四趾）伸展的功能。

跛长伸肌：起于腓骨前面和邻近骨间膜，止于跛趾远节趾骨底，具有使踝关节背屈、跛趾伸展的功能。

第三腓骨肌：起于胫骨外侧髁、腓骨内侧面近端四分之三处和邻近骨间膜，止于第五跖骨底，具有使踝关节背屈和足外翻的功能。

腓骨长肌：起于腓骨外侧面，止于内侧楔骨外侧面和第一跖骨底，具有使踝关节跖屈和足外翻的功能。

腓骨短肌：起于腓骨外侧面，止于第五跖骨粗隆，具有使踝关节跖屈和足外翻的功能。

肌肉介绍

腓肠肌：见"3.1 膝部解剖学"中的相关内容。

比目鱼肌：起于胫骨和腓骨后面上部，远端通过跟腱附着于跟骨结节，具有使踝关节跖屈的功能。

胫骨后肌*：起于胫骨、腓骨和骨间膜的后面，止于舟骨粗隆、楔骨和第二至第四跖骨底，具有使踝关节跖屈和足内翻的功能。

趾长屈肌*：起于胫骨后面中部，止于第二至第五趾远节趾骨底，具有使踝关节跖屈和足趾（跛趾外四趾）屈曲的功能。

跛长屈肌*：起于腓骨后面远端三分之二处，止于跛趾远节趾骨底，具有使踝关节跖屈、足内翻和跛趾屈曲的功能。

跟腱：腓肠肌和比目鱼肌共同构成的全身最长、最强大的肌腱。

骨骼和韧带

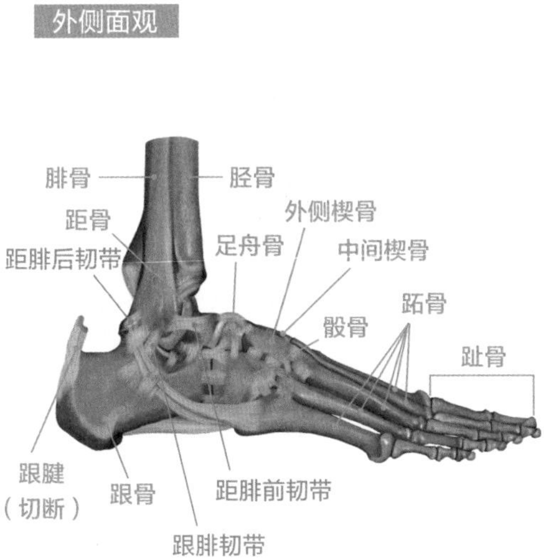
外侧面观
腓骨
胫骨
距骨
外侧楔骨
足舟骨
距腓后韧带
中间楔骨
跖骨
骰骨
趾骨
跟腱
（切断）
跟骨
距腓前韧带
跟腓韧带

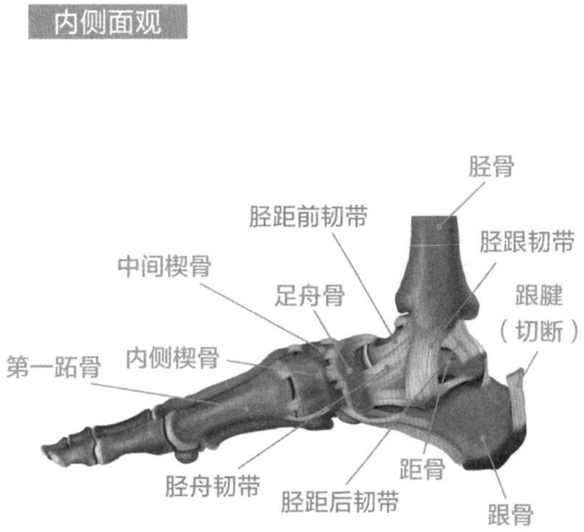
内侧面观
胫骨
胫距前韧带
胫跟韧带
中间楔骨
足舟骨
跟腱
（切断）
内侧楔骨
第一跖骨
距骨
胫舟韧带
胫距后韧带
跟骨

骨骼和韧带介绍

胫骨：见“3.1 膝部解剖学”中的相关内容。

腓骨：见“3.1 膝部解剖学”中的相关内容。

跗骨：位于足部后侧，共 7 块，分别为距骨、跟骨、足舟骨、骰骨、外侧楔骨、中间楔骨、内侧楔骨。

跖骨：位于足部中央，共 5 块，由内向外依次为第一至第五跖骨。

趾骨：位于足部前侧，共 14 块，由内向外依次为第一至第五趾骨，其中第一趾骨只有 2 节骨（近节、远节趾骨），第二至第五趾骨均有 3 节骨（近节、中节、远节趾骨）。

外侧副韧带：包括距腓前韧带、距腓后韧带和跟腓韧带，三者均起于腓骨外踝，分别止于距骨颈、距骨后突和跟骨；可稳定踝关节外侧，限制踝关节内翻；整体易发生扭伤，其中，距腓前韧带较为薄弱，最易扭伤，距腓后韧带较为发达，不易撕裂。

内侧副韧带：包括胫舟韧带、胫跟韧带、胫距后韧带和胫距前韧带，四者均起于胫骨内踝，分别止于舟骨粗隆、载距突、距骨内侧结节和距骨；可稳定踝关节内侧，限制踝关节外翻；也被称为三角韧带。

4.2 足部和踝部常见损伤

跖肌腱损伤

在临床上,跖肌腱损伤有时也被称为"网球腿"。跖肌腱损伤较少单独发生,所以常常被诊断为腓肠肌内侧头损伤。这类损伤好发于 40~60 岁人群。当足球运动员蹬伸发力时,鞋钉楔进草坪中,踝关节极度跖屈,同时膝关节也处于近乎伸直的位置,跖肌肌腱又细又长,在这种爆发力作用下很容易发生损伤。

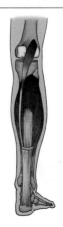

症状

疼 痛 突然在小腿上部感到非常尖锐的疼痛。

肿 胀 会快速发生局部的肿胀,并且出现瘀青。

触 摸 触摸小腿内侧时,有明显的痛感,有时可以触摸到凹陷。

功能影响 患者难以负重。

诱因

- 当人体进行快速收缩动作时,由于跖肌肌腱又细又长,且与腓肠肌等主要跖屈踝关节的大肌肉伴行,所以运动员在快速跖屈时,容易损伤跖肌肌腱。

- 运动员无意识跖屈时(例如踩进了没有看见的草坑中),膝关节在牵张反射的作用下快速伸直,踝关节也快速跖屈,容易造成前交叉韧带损伤和跖肌肌腱损伤。

预防指导

- 训练前充分热身,可以采用羚羊跳等动作。

- 训练前,检查训练环境,确保草场的平整。

- 充分训练无意识保护动作,如在无意识状态下的跳跃落地、急停变向等练习。

- 加强胫骨前肌的力量训练。

- 充分拉伸比目鱼肌、腓肠肌等易受累肌肉。

处理指导

急性期

- 可在损伤后 24 小时内，根据 PRICE 原则，做出正确、及时的处理。
- 根据疼痛、肿胀等症状进行判断，如疑似发生跖肌腱损伤，尽快就医。
- 将踝关节固定在中度跖屈位置，尽量避免诱发疼痛的动作。
- 伤侧下肢非负重步态行走。

非急性期

- 当组织完成瘢痕愈合后，要在早期予以适当的拉伸，以保持踝关节活动度。
- 采用微波或超短波（无热剂量）进行消肿、清除淤血。
- 尽早在康复师的指导下开始踝关节的关节活动度练习，随后逐渐增强踝关节力量及稳定性练习。
- 根据损伤情况，尽早在康复师的指导下开始正常步态训练，可以在步态训练早期使用增高鞋垫。随着步态逐渐正常，逐渐降低增高鞋垫的高度。
- 要在后期功能训练前充分活动踝关节和膝关节，从而完成康复后期的功能训练。
- 如果未见好转，应及时就医。

康复中后期推荐训练计划

页码	动作名称	动作图片	训练频率	单次训练
148	筋膜球 – 足底筋膜放松		1~2 次 / 天	30 秒 ×3 组
156	弹力带 – 站姿 – 双脚提踵		1~2 次 / 天	10 次 ×3 组
198	单脚 – 站立		1 次 / 天	10 秒（单脚支撑稳定后开始计时）×3 组

重返足球运动

- 伤侧与对侧小腿三头肌肌力差不超过 10%。
- 可以在无恐惧状态下完成跳跃、落地和变向动作。
- 可以进行直线加速跑。
- 可以在 6 秒内完成 T-test。

踝关节扭伤

踝关节扭伤常见的损伤机制是足内翻、跖屈和内旋。内踝相对较短，且踝关节自然倾向于内翻而非外翻，因此踝关节外侧扭伤更常见。

距腓前韧带非常薄弱，因此踝关节外侧扭伤后易损伤距腓前韧带。跟腓韧带损伤和距腓后韧带损伤也有可能在踝关节外侧扭伤时出现。当踝关节处于跖屈位时，骤然受到内翻暴力，足部产生较大幅度的内翻运动，韧带在此过程中会受到过度牵拉作用，超出了正常的生理负荷，从而最先导致距腓前韧带撕裂，进而扭伤加重，损伤可能迁延至跟腓韧带。

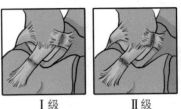
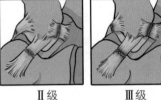

Ⅰ级　　Ⅱ级　　Ⅲ级

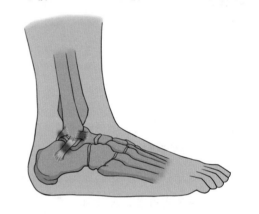

症状

疼痛　根据损伤程度，疼痛有轻度痛感、中度痛感以及剧痛。Ⅲ级扭伤（程度最严重）时，剧痛后痛感会消失。

声音　有可能伴随响声。

肿胀　Ⅰ级扭伤可能伴有肿胀，Ⅱ级扭伤、Ⅲ级扭伤有明显肿胀。

X 光片检查　可用于判断是否有骨折、骨裂、脱位现象。

磁共振成像检查　可用于判断踝关节周围韧带有无撕裂现象，以及关节软骨是否有损伤。

关节活动度　Ⅰ级扭伤时，踝关节有僵硬现象，行走和跑动都有困难；Ⅱ级扭伤时，踝关节呈现不稳定状态，脚部活动困难，行走困难；Ⅲ级扭伤时，踝关节功能丧失，无法站立，无法行走。

诱因

● 内在风险因素，包括踝背屈活动度受限、本体感觉下降和姿势控制能力不佳。此外，其他可调整风险因素包括体重指数（BMI）和运动模式。

● 外侧踝关节扭伤的发生率取决于参与运动的程度。在足球运动中，跳跃后落地是踝关节扭伤最重要的损伤机制。在天然草地上比赛以及在比赛中担任后卫会增大踝关节扭伤的概率。

● 踝关节外侧扭伤后的损伤复发率很高，大部分患者会发展为慢性踝关节不稳。持续的踝关节不稳会导致感觉运动缺陷和功能受限，会显著降低患者的体力活动水平，并降低患者生活质量。

预防指导

● 拉伸胫骨前肌和胫骨后肌。

● 强化腓骨长肌、腓骨短肌、第三腓骨肌力量。

● 提升踝关节本体感觉。

● 优化跳跃运动模式。

● 运动前充分热身，在踝关节周围进行贴扎。

处理指导

急性期

● 可在损伤后 24 小时内，根据 PRICE 原则，做出正确、及时的处理。

● 根据疼痛、肿胀等症状进行判断，如疑似发生踝关节扭伤，尽快就医。

非急性期

● 进行必要的检查，判断踝关节周围软组织损伤状况，进行相应治疗。如有需要，接受手术治疗。在此期间，可以用拐杖帮助承重。

● 必要时吃一些消炎药（需医生指定药品），消除炎症，缓解疼痛。

● 为避免身体运动素质下降，上身可继续保持锻炼。

● 疼痛和炎症逐渐消退之后，可以在关节承受范围内做一些简单的康复动作，注意刚刚开始康复时，脚可以经常做屈伸拉伸动作，但禁止做踝关节旋转或内、外翻动作。一周后，可以适当做踝关节的旋转动作。

● 经常拉伸小腿肌肉，进行下肢力量训练和稳定性训练，帮助踝关节康复，并为重返训练做好身体准备。

● 保持良好的关节活动度。

康复中后期推荐训练计划

页码	动作名称	动作图片	训练频率	单次训练
156	弹力带 – 站姿 – 双脚提踵		1~2 次 / 天	10 次 ×3 组
152	半轴 – 单脚站立		1 次 / 天	30 秒 ×3 组
141	落地缓冲原地主动降重心训练		1~2 次 / 天	10 次 ×3 组
158	弹力带 – 坐姿 – 单侧踝背屈		1~2 次 / 天	10 次 ×3 组
200	弓步蹲跳		1~2 次 / 天	10 次 ×3 组

重返足球运动

- 经历必要的休息期，促进踝关节恢复。通常来说，Ⅰ级踝关节扭伤需要休息 1~2 周，Ⅱ级扭伤需要休息 2~4 周，Ⅲ级扭伤要休息 4~6 周。

- 重返足球运动之前，建议找专业人士进行踝关节功能评估，了解自己踝关节的健康水平。

- 循序渐进地进行训练，逐步提升训练难度。

足部应力性骨折

应力性骨折的发生是长期负荷所致。足球运动员的足部、胫骨和股骨会患应力性骨折。大多数足部应力性骨折发生在第五跖骨，偶尔也会发生在跟骨以及足舟骨等部位。

足部应力性骨折是一种典型的过度使用导致的损伤。不同于因为摔倒或者崴脚这样的外伤导致的骨骼受伤，足部应力性骨折是长期进行大负荷训练或比赛导致的。因为训练量对骨骼的要求超过了骨骼本身的承受能力，最终导致了骨折的发生。骨骼内部先是发生应激性的肿胀，随着持续的负荷加大，最终发生骨折。

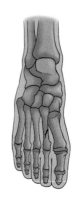

症状

疼 痛　足部着地的时候感觉疼。

肿 胀　局部可能出现肿胀。

观 察　看看受伤那只脚的顶端是不是跟健康的脚不一样。

磁共振成像检查　可用于确诊。

骨扫描　可以根据骨密度测试的结果，结合具体训练情况和家族病史，判断损伤发生的原因。

单腿跳测试　试着用怀疑受伤的那只脚做单腿跳，如果当脚着地的时候感觉到很疼，尤其是疼痛发生在脚面外侧，应该积极寻求医生的帮助。

X 光片检查　典型的应力性骨折很难通过 X 光片反映出来，除非骨头即将要断裂（非常严重）或者已经在痊愈阶段。

诱因

● 训练负荷增加得太快。虽然骨骼会逐渐适应训练负荷，但是这个过程需要一定的时间。

● 不良运动模式。踝关节过度内翻或者步长过大容易导致足部应力性骨折。躯干以及臀部肌肉力量不足会导致不良运动模式的产生。

● 骨质缺乏或者骨质疏松使骨骼的受力能力变差。患有骨质疏松的运动员应严格控制训练量。

预防指导

● 加强对训练量的控制。每天监测训练强度和训练量，按计划在合适的时机循序渐进地提高。

● 强化小腿三头肌、胫骨前肌力量。

● 增加下肢平衡性训练。

- 增加非优势侧下肢功能训练，如进行非优势侧下肢的传接球训练，避免一侧下肢的过度使用。
- 运动前做好充分的热身，一旦出现足外侧不适，立即停止运动，寻求医生帮助。

处理指导

急性期

- 尽快去看运动医生，及时处理伤处。

非急性期

- 如果踝关节过度内翻，可以使用足弓支撑垫。如果足弓支撑垫效果不佳，可以考虑使用定制的矫形器。
- 加强饮食中钙的摄入量，吃一些富含钙和维生素 D 的食物。
- 进行换项训练，保持良好的身体状态。可以进行上肢力量训练或游泳等非负重性的身体训练。
- 在确定骨折痊愈后，可以进行下肢活动度、力量及稳定性训练。

康复中后期推荐训练计划

页码	动作名称	动作图片	训练频率	单次训练
138	泡沫轴滚压小腿后侧训练		1~2 次 / 天	30 秒 ×3 组
148	筋膜球 – 足底筋膜放松		1~2 次 / 天	30 秒 ×3 组
147	被动拉伸 – 坐式足部按摩		1 次 / 天	30 秒 ×3 组

重返足球运动

- 在重返足球运动之前，需要先咨询医生。应在确保足部应力性骨折完全恢复的情况下，重返训练场。

跟腱炎

跟腱是由腓肠肌、比目鱼肌的肌腱向下汇合于跟骨结节处形成的肌腱，呈 V 字形。跟腱的过度使用，会破坏肌腱的胶原纤维及其排列方式，刺激肌腱产生液态物质，形成跟腱炎。

跟腱炎的常见原因是重复大负荷训练，或两次训练之间的恢复时间不足。在发生跟腱炎的运动员中，60% 到 80% 的运动员表示，训练强度或持续时间的突然变化或增加，会导致跟腱炎。

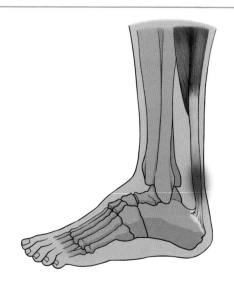

症状

疼痛 脚后跟后侧疼痛。慢性，长期疼痛，在运动时疼痛加剧。

肿胀 如果跟腱发炎并发生撕裂，脚跟肌腱处有肿块。

磁共振成像检查 可以发现纺锤形增厚的跟腱，同时伴有跟腱内信号变化。

诱因

- 腓肠肌力量弱。腓肠肌力量不足导致跟腱要承受更大的负荷，最终导致跟腱炎。

- 腓肠肌张力过大。腓肠肌紧张，会拉动跟腱，使跟腱张力增大。

- 过度足内翻。过度足内翻会让双脚受力不均，跟腱的位置也会偏离正常位置，从而承受更大的压力。

- 步幅太大。大跨步会使身体重心不稳，且对双脚的冲力更大，易导致跟腱炎。

- 鞋袜不合脚。

- 短时内大量加大运动量。这会使跟腱突然承受异于平时的压力，导致发炎。

- 热身不充分。肌肉和肌腱未能进入运动状态，弹性不足。

- 旧伤复发。跟腱损伤史是导致再次出现跟腱炎的重要原因。

- 错误的站姿。站姿不良会使双腿负重不同，造成肌肉不平衡，跟腱负重不对称，从而引发局部炎症。
- 其他因素。跟腱炎是多因素引发的，内在或外在的危险因素与导致肌腱负荷承受能力降低或导致肌腱超负荷的运动模式有关。髋关节神经肌肉控制能力不足，踝关节背屈和距下关节活动度异常，体重增加均是可能导致跟腱炎的内在危险因素。

预防指导

- 拉伸腓肠肌、比目鱼肌和跟腱。
- 强化小腿后侧肌群的力量训练，提升跟腱、肌肉承受负荷的能力。
- 提升跟腱的弹性和韧性。
- 优化跑步与跳跃的动作模式。
- 在进行体育锻炼和运动训练时要遵守循序渐进的原则，逐渐增加运动量和提升运动强度。当跟腱出现疼痛或不适症状时，应及时调整运动负荷或变换练习内容，避免或减少对跟腱的刺激。

处理指导

急性期

- 停止刺激跟腱的运动，及时就医。
- 每天冰敷跟腱 2~3 次，每次可敷 15 分钟。

非急性期

- 动态休息。可以采用不让跟腱感到疼痛的运动，如骑自行车、游泳等。
- 拉伸。在跟腱未感受到疼痛的前提下，对小腿肌肉进行拉伸，如直腿小腿拉伸或屈腿小腿拉伸。
- 经常用泡沫轴放松小腿肌肉（尤其是腓肠肌），按摩放松足底肌肉。
- 跟腱疼痛消失后，进行强化腓肠肌力量的练习。
- 如果跟腱疼痛、肿胀连续数日不退，影响行走，需要及时就医。
- 在康复训练中选择合适高度的增高鞋垫，减轻跟腱压力。
- 纠正站姿，使身体达到平衡状态，进行本体感觉训练。

● 离心运动。收缩肌肉使跟腱延长，产生的伸展应力能够使跟腱里的血流减少，从而有
效缓解症状。

康复中后期推荐训练计划

页码	动作名称	动作图片	训练频率	单次训练
138	泡沫轴滚压小腿后侧训练		1~2 次 / 天	30 秒 ×3 组
140	被动拉伸 – 屈膝脚跟按压		1~2 次 / 天	30 秒 ×3 组
156	弹力带 – 站姿 – 双脚提踵		1~2 次 / 天	10 次 ×3 组

重返足球运动

● 疼痛完全消失后，才可重返足球运动。

足底筋膜炎

足底筋膜，是从脚后跟一直延续到跖骨的筋膜带，它在保持脚部弓形、维持脚部着地时的稳定性、帮助脚部推离地面等方面都发挥着作用。但如果足弓过高，或者小腿肌肉过紧，导致筋膜的过度拉伸，则可能会形成足底筋膜炎。在足球运动中，运动者较易发生足底筋膜炎，并且需要较长的时间才能恢复健康。

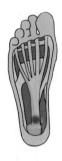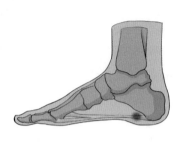

症状

疼痛　脚后跟内部疼痛，尤其是早上起床后。疼痛会放射至足底中心位置和足弓。脚跟底部有压痛。

磁共振成像检查　可以看到筋膜厚度增加。

功能影响　影响脚部离地的能力。

超声检查　足底筋膜跟骨止点的厚度，正常时不超过 4mm，超过 4mm、回声减弱、有时筋膜周围渗出，都提示存在足底筋膜炎。

X 光片检查　负重位足部 X 光片检查有助于排除跟骨骨折或其他的骨性病理性改变，有助于发现跟骨下骨刺。

诱因

- 足弓过高。高足弓会带给足底筋膜较大的张力。
- 小腿肌肉紧张。小腿肌肉紧张会拉动跟腱，并连带拉动跟骨和足底筋膜，导致足底筋膜炎。
- 训练时间过长且没有休息。
- 跳跃动作过多。
- 踝关节背屈活动太少。

- 踇趾伸展受限。
- 下肢劳累造成过度旋前。
- 下交叉综合征。足部负担加重，造成足底筋膜炎。
- 足球鞋不合脚或体重增加都容易导致足底筋膜炎。

预防指导

- 拉伸足底筋膜和小腿三头肌。
- 优化足对落地缓冲的控制。

- 强化足底肌群和下肢肌群的力量。　●　优化跑步动作模式。
- 在较软的人工草地踢球，穿合脚的足球鞋。有需要的人可以使用足弓支撑垫。
- 控制训练量变化幅度，避免运动持续过量，每周最多增加 10% 的跑步里程。

处理指导

急性期

- 根据 PRICE 原则处理，稳住病情。　●　停止刺激足底筋膜的运动。
- 采用抗炎治疗。

非急性期

- 动态休息。可以采用不让足底筋膜感到疼痛的运动。
- 起床前先放松脚踝。使脚踝上下运动若干次，可以对跟腱和筋膜起到放松作用。
- 利用有弹性的球（例如网球、高尔夫球等）滚动放松足底，也可利用双手按摩放松足底，但注意应避开伤处。
- 进行拉伸训练。经常拉伸小腿肌肉，尤其是腓肠肌。
- 日常穿带有足弓鞋垫的鞋子，缓解筋膜压力。
- 进行以强化腿部力量为主的力量训练。
- 如果 2 周后疼痛还没有缓解，需要到医院检查。

康复中后期推荐训练计划

页码	动作名称	动作图片	训练频率	单次训练
148	筋膜球 – 足底筋膜放松		1~2 次 / 天	30 秒 × 3 组
147	被动拉伸 – 坐式足部按摩		1 次 / 天	30 秒 × 3 组

重返足球运动

- 足底完全无痛后，可重返足球运动。时间不确定，短则几周，长则 1 年。

踝关节骨关节病

踝关节骨关节病，又称"足球踝"，是一种常见的慢性踝关节疼痛，在足球运动中较为常见。由于足球运动员经常需要跖屈踝关节完成射门等动作，因此容易造成踝关节前侧的撞击。

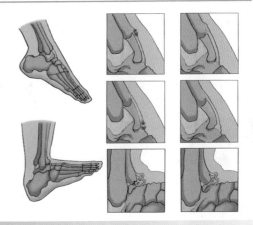

症状

疼痛　踝关节处有慢性疼痛且触诊有压痛。

肿胀　踝关节处肿胀。

其他　踝背屈受限。

影像检查　X光片检查和磁共振成像检查可确诊。

诱因

● 足球踝大多被认为是机械因素引起的，如反复牵引、外伤、复发性微外伤、慢性踝关节不稳等。

● 在运动中，运动员出现踝关节内翻损伤后，虽然韧带本身的损伤并没有达到会造成踝关节严重不稳定的程度，但是如果没有完全恢复，就可能导致受伤部位的韧带发生炎症，产生滑膜炎和瘢痕。随着瘢痕和软组织越来越大，炎症反应加剧，对关节的刺激也越来越大，最终导致踝关节疼痛。

预防指导

● 做好准备活动。

● 轻微的踝关节扭伤后一定要进行完整的康复处理，通过检查才能返回训练和比赛，不能轻视轻微的损伤。

● 注意训练动作，合理使用贴扎等运动防护手段。

● 强化胫骨前肌的力量。

● 拉伸小腿三头肌。

处理指导

急性期

- 根据 PRICE 原则处理，稳住病情。
- 停止运动。
- 冰敷。
- 采用抗炎治疗。

非急性期

- 动态休息。可以适当进行不让踝关节感到疼痛的运动，如上肢运动和核心力量训练等。
- 起床前先放松脚踝。使脚踝上下挥动若干次，对跟腱和筋膜起到放松作用。
- 进行拉伸训练。经常拉伸小腿肌肉，尤其是腓肠肌。
- 进行下肢（尤其是胫骨前肌）力量训练及稳定性训练。
- 如果疼痛不能缓解，则需要寻求医生的帮助，根据情况选择手术或其他治疗。

康复中后期推荐训练计划

页码	动作名称	动作图片	训练频率	单次训练
156	弹力带 – 站姿 – 双脚提踵		1~2 次 / 天	10 次 ×3 组
198	单脚 – 站立		1 次 / 天	10 秒（单脚支撑稳定后开始计时）×3 组
141	落地缓冲原地主动降重心训练		1~2 次 / 天	10 次 ×3 组
158	弹力带 – 坐姿 – 单侧踝背屈		1~2 次 / 天	10 次 ×3 组
200	弓步蹲跳		1~2 次 / 天	10 次 ×3 组

重返足球运动

- 不同程度的损伤，重返足球运动的时间不同。短则 3 到 4 周，长则半年。
- 对于损伤严重，且有高功能需求的运动员，在重返足球运动之前，需要去医院复查，经系统评估后方可重返足球运动。

第5章

躯干损伤的预防与康复

- 躯干解剖学
- 躯干常见损伤

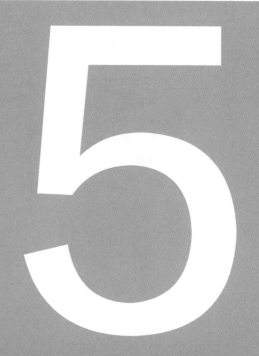

5

5.1 躯干解剖学

肌肉

肌肉介绍

胸大肌：见"6.1 肩部和上肢解剖学"中的相关内容。

前锯肌：见"6.1 肩部和上肢解剖学"中的相关内容。

腹直肌：起于耻骨嵴和耻骨联合，止于剑突和第五至第七肋软骨，有使躯干屈曲和骨盆后倾的功能。

腹外斜肌：起于第五至第十二肋骨外面，后部肌束止于髂嵴，其余肌束移行为腱膜，有使躯干屈曲、躯干向同侧侧屈和向对侧旋转、骨盆后倾的功能。

腹内斜肌*：起于髂嵴、腹股沟韧带外侧和胸腰筋膜，一部分肌束止于第十至第十二肋骨，大部分肌束移行为腱膜，有使躯干屈曲、躯干向同侧侧屈和旋转、骨盆后倾的功能。

腹横肌*：起于髂嵴、腹股沟韧带、胸腰筋膜和第七至第十二肋骨，肌束移行为腱膜，有增加腹内压及胸腰筋膜张力的作用。

髂腰肌*：包括腰大肌（起于第十二胸椎至第五腰椎横突和椎体外侧，止于股骨小转子）和髂肌（起于髂窝，止于股骨小转子），具有使髋关节屈曲、骨盆前倾和躯干屈曲的功能。

前面观

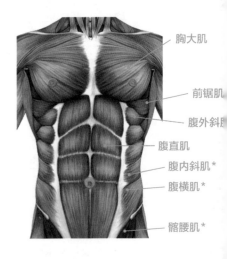

胸大肌

前锯肌

腹外斜肌

腹直肌

腹内斜肌*

腹横肌*

髂腰肌*

后面观

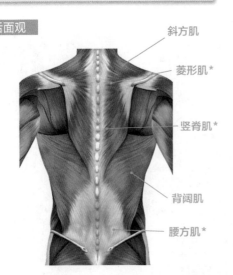

斜方肌

菱形肌*

竖脊肌*

背阔肌

腰方肌*

肌肉介绍

斜方肌：见"6.1 肩部和上肢解剖学"中的相关内容。

背阔肌：见"6.1 肩部和上肢解剖学"中的相关内容。

菱形肌*：见"6.1 肩部和上肢解剖学"中的相关内容。

竖脊肌*：包括髂肋肌、最长肌和棘肌，起于髂嵴、骶骨、腰椎棘突和胸腰筋膜，在脊椎上呈纵向排列，有使躯干伸展、躯干向同侧侧屈和骨盆前倾的功能。

腰方肌*：起于髂嵴后部，止于第十二肋骨和第一至第四腰椎横突，有使第十二肋骨降低和躯干向同侧侧屈的功能。

骨骼和韧带

脊柱	韧带	椎间盘

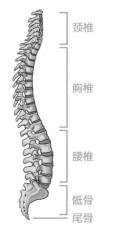

颈椎

胸椎

腰椎

骶骨

尾骨

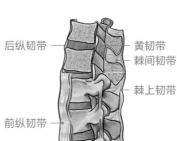

后纵韧带

前纵韧带

黄韧带
棘间韧带
棘上韧带

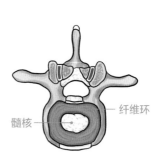

髓核

纤维环

骨骼和韧带介绍

脊柱：人体最大、最重要的支撑结构，由颈椎（7 块）、胸椎（12 块）、腰椎（5 块）、骶骨（5
块骶椎融合构成）和尾骨（4 块退化的尾椎融合构成）5 部分组成，各椎骨通过椎间盘、韧带和关
节相连接并形成了颈曲（向前凸）、胸曲（向后凸）、腰曲（向前凸）和骶曲（向后凸）4 个生理
性弯曲。

前纵韧带：起于枕骨，止于骶骨，位于脊柱前面，可防止脊柱过度后伸和椎间盘向前突出。

后纵韧带：起于枢椎，止于骶管，位于脊柱后面，可防止脊柱过度前屈和椎间盘向后突出。
黄韧带：连接相邻的椎弓，可防止脊柱过度前屈。
棘间韧带和棘上韧带：连接相邻的棘突，二者在棘间韧带后方融合，可防止脊柱过度前屈。

椎间盘：相邻两个椎体（除寰椎与枢椎之外）之间的纤维软骨盘，共 23 个。其中央部分的白色胶
状物质是髓核，髓核的外围包绕着坚韧而富有弹性的纤维环。椎间盘可支撑和转移椎骨之间的负荷，
让椎骨之间得以活动，并帮助吸收整个脊柱的震动，减轻压力。

★ 胸骨：见"6.1 肩部和上肢解剖学"中的相关内容。

★ 肋骨：共十二对，其中上七对为真肋，中三对为假肋，下两对为浮肋。

5.2 躯干常见损伤

椎间盘突出

椎间盘位于两个椎骨之间，椎间盘中间是被纤维环包裹着的髓核。椎间盘起着缓冲和减震作用，要承受压力，但如果压力过大，会向外突出，压迫到神经，导致疼痛。椎间盘的突出有两种情况，一是向外膨隆，为膨隆型，二是纤维环破裂导致髓核突向椎管。

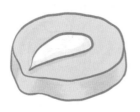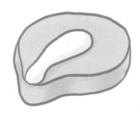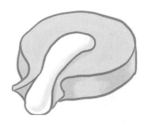

症状

疼痛　椎骨滑脱时，伤处有痛感或肌肉无力感。身体单侧痛感更重，或会向下放射至臀部和腘绳肌上端。坐下时痛感较强，站立或行走时，痛感减轻。

其他　疼痛一侧腿部或有麻木、无力的感觉。

磁共振成像检查　可用于评估椎间盘突出的程度，判断是否有神经压迫。

诱因

- 腰椎前凸不足。
- 腰椎过于前凸（或超过 35 度）。这种情况在女性中比较多。
- 核心稳定性较弱。核心肌群无力，不能提供良好的稳定性。
- 单侧扭身动作较多。如使用优势侧进行大力射门、长传等。
- 足球体能训练中，经常快速且反复进行脊椎弯曲和旋转的动作。

- 腰椎向前或向后脱离。
- 先天性腰椎管狭窄。
- 臀中肌缺乏力量。导致髋部侧向稳定性差，给脊柱带来压力。
- 来自外界的大的冲击力。来自外界的大的冲击力会导致腰椎受伤，腰椎关节受损。
- 双腿结构异常。如双腿长度不一致，导致身体平衡性差，脊柱压力大。

预防指导

- 强化核心肌群力量，提升核心稳定性，激活多裂肌、腹横肌并强化其力量。另外，也要强化腰背部和下肢大肌群的力量，进行竖脊肌、背阔肌、臀大肌、股四头肌、腘绳肌的力量训练。掌握科学的姿势管理，运动时控制腰椎处于中立位。
- 学会正确的运动发力模式，避免腰椎因产生不必要的代偿而承受过大压力。
- 注重腰部肌肉的休息。
- 进行本体感觉训练，提升平衡能力。
- 运动前进行充分的全身热身活动，预先激活核心肌群。

处理指导

急性期

- 立即停止运动。多休息。
- 进行物理治疗。有效的手法治疗和功能性运动能促进人体的血液循环和新陈代谢，对损伤部位康复有益。
- 采用抗炎治疗。如果较温和的消炎药和止痛药不能起到作用，可考虑口服类固醇或止痛剂。
- 进行神经肌肉功能训练。

非急性期

- 进行矫正训练。在后期疼痛消失后，可针对下肢、腰部和骨盆区域进行拉伸、力量及稳定性训练，以逐步恢复训练水平，预防再次受伤。
- 病情比较严重的患者，需进行手术治疗。

康复中后期推荐训练计划

页码	动作名称	动作图片	训练频率	单次训练
179	坐姿 – 背阔肌拉伸		1 次 / 天	30 秒 ×3 组
172	站姿 – 背部拉伸		1 次 / 天	30 秒 ×3 组
169	直臂 – 平板支撑		1 次 / 天	30~60 秒 ×3 组
171	侧向平板支撑		1 次 / 天	30~60 秒 ×3 组
159	弹力带 – 仰卧 – 卷腹		1~2 次 / 天	10 次 ×3 组

重返足球运动

● 采用保守方法治疗的运动员，伤后 6~8 周可以重返足球运动。但在此之前，确保伤痛消退，且已经进行理疗、重返足球运动的力量训练、加强核心的训练、柔韧性训练。

● 采用手术治疗的运动员，伤后 3 个月以内禁止重返足球运动。

腰部扭伤或拉伤

腰部扭伤或拉伤，指腰椎周围，韧带和肌肉因应力牵拉产生的损伤。大部分体育运动都会出现腰部扭伤或拉伤。在运动中，肌肉受到过大的拉力，可能导致肌纤维过度紧张，从而导致肌腱连接处附近的肌纤维断裂。

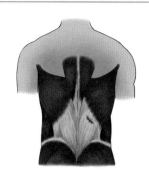

症状

疼痛 腰背有痛感，甚至放射至臀部。有些位置有压痛。在做某些动作时，如弯腰、弓背、扭转等，可能会引起剧痛。

肿胀 受累肌肉及周围可能会出现肿胀。

其他症状 脊柱可能会出现侧屈，同时出现肌肉痉挛，脊柱活动度减小。

诱因

● 韧带和肌肉被过度拉伸，超过其承受范围，导致损伤或撕裂。

● 在转身或做俯冲扭转头球动作时，腰部处于伸长状态的肌肉剧烈收缩，导致拉伤。

预防指导

● 拉伸腰部肌肉，提升肌肉柔韧性。

● 强化腰背部肌肉力量。

● 优化技术动作，尽量减少错误动作对腰部肌肉的过度拉伸。

● 提升核心肌群稳定性，强化核心肌群力量。

● 运动前充分热身，改善腰背部肌肉延展性。

处理指导

急性期

● 停止运动。

● 采用抗炎治疗。

● 扭伤或拉伤后的 48 小时内进行冰敷治疗，缓解局部疼痛。

● 有效的手法治疗能促进人体的血液循环和新陈代谢，对损伤部位康复有益。

非急性期

● 扭伤或拉伤部位，每日冰敷 3~4 次。每次冰敷 15~20 分钟，每隔 3~4 小时进行一次。

● 多卧床休息，使用护腰等医用护具保护腰部。

● 可以通过多种方法加快恢复进程，如推拿、针灸等。

● 如果受伤后 2 天症状没有改善，及时就医。

● 疼痛消失后，对背部肌肉进行放松和拉伸训练。

● 加强核心肌群的柔韧性、力量和稳定性训练。

康复中后期推荐训练计划

页码	动作名称	动作图片	训练频率	单次训练
179	坐姿 – 背阔肌拉伸		1 次 / 天	30 秒 ×3 组
172	站姿 – 背部拉伸		1 次 / 天	30 秒 ×3 组
169	直臂 – 平板支撑		1 次 / 天	30~60 秒 ×3 组
153	瑞士球 – 药球 – 俄罗斯旋转		1 次 / 天	10 次 ×3 组
151	泡沫轴 – 仰卧 – 背部放松		1~2 次 / 天	30 秒 ×3 组

重返足球运动

● 在疼痛和炎症消失后，经医生检查确认后，可重返足球运动。运动强度以不触发疼痛为宜。

肋骨骨折

肋骨骨折最明显的原因是胸部遭到直接撞击或挤压，例如两个运动员相撞。运动员的身体也可能遭受许多来自过度使用的间接力量。极少数情况下，肌肉突然猛烈收缩也会引起肋骨应力性骨折。

肋骨前侧或后侧受到撞击一般不会导致骨折的肋骨向内移位，肋骨侧面受到撞击更有可能导致向内移位，引起内出血或气胸等并发症。发生肋骨骨折的运动员通常感到骨折处疼痛，深呼吸时尤为明显，触诊有压痛。此外，运动员的浅呼吸次数增多。

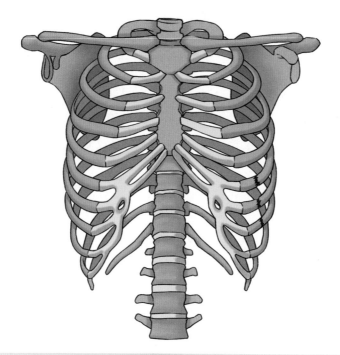

症状

疼痛　骨折处疼痛，深呼吸、咳嗽或转动躯干时疼痛加重，触诊有压痛。

其他　呼吸困难，浅呼吸次数增多。吸气时疼痛加剧，运动员通常会将手置于受伤部位以支撑骨折的肋骨。受伤部位的瘀伤通常很明显。严重的肋骨骨折偶有发生，其症状包括呼吸急促、呼吸变浅、心率升高、呼吸困难和咳血。

骨扫描　有助于得到明确的诊断。

特殊检查　胸廓挤压征阳性，挤压胸廓时可伴有明显的疼痛。

X 光片检查　有助于得到明确的诊断。观察骨折情况并了解胸内脏器有无损伤及并发症。

CT 扫描　有助于得到明确的诊断。进行胸部 CT 扫描有助于更准确地发现肋骨骨折的数量、肋骨和胸内损伤情况。

肿胀 & 畸形　胸部可伴有畸形。受伤部位可能会因肿胀而变形。

诱因

- 胸部遭到直接撞击。如足球运动中两人直接相撞。
- 肌肉突然猛烈收缩。也会引起肋骨应力性骨折。
- 肢体过劳。
- 骨质疏松。骨密度及肋骨的弹性降低，导致肋骨骨折的发生率增大。

预防指导

- 拉伸呼吸肌，如肋间肌、膈肌、腹壁肌、胸背部肌群等。
- 强化呼吸肌和核心肌群的力量，如肋间肌、膈肌、腹直肌、腹斜肌、胸锁乳突肌等。
- 提升身体素质和增强心肺功能，提升骨质的承受能力，避免骨质疏松。
- 优化呼吸模式。
- 避免剧烈运动，以免再次发生骨折。

处理指导

急性期

- 立即就医，损伤严重的，可能需要住院治疗。
- 如果损伤情况不严重，医生可能会让患者回家休息，并开具消炎止痛药。冰敷患处和胸部夹板固定或肋骨带固定也可以减轻疼痛。

非急性期

- 单纯肋骨骨折通常不是手术的绝对适应证，但合并呼吸困难或肺部损伤时常需要住院治疗。
- 为了避免疼痛，通常损伤后患者会不敢咳嗽。但感觉有痰时，需要尽可能将痰咳出，避免痰堵等导致肺部感染。咳痰并不会影响骨折愈合。
- 伤后 2 周应去医院复查，确认骨折愈合情况。
- 确认骨折愈合良好后，方可进行功能训练（例如针对背部和腹部肌肉的拉伸训练，以及针对核心肌肉的力量和稳定性训练）。

康复中后期推荐训练计划

页码	动作名称	动作图片	训练频率	单次训练
179	坐姿 – 背阔肌拉伸		1 次 / 天	30 秒 ×3 组
173	腹部拉伸		1 次 / 天	30 秒 ×3 组
169	直臂 – 平板支撑		1 次 / 天	30 秒 ×3 组

重返足球运动

● 痊愈过程通常至少需要 8 周。对于移位骨折，痊愈可能需要更长的时间，这取决于运动员的治疗反应和骨折愈合是否延迟。

● 根据 X 光片的结果，调整重返足球运动的时间。一些运动员的痊愈可能需要 3 个月或更长的时间，之后才可以重返足球运动。

● 接受肋骨骨折治疗的运动员应参加适应性训练计划，在重返足球运动之前增强心肺功能。

骶髂关节功能障碍

骶髂关节是由髂骨与骶骨形成的关节，骶髂关节功能障碍是指骶骨位置发生变化，从而引发骶髂关节发炎和功能障碍，类似于腰椎疼痛的症状。在包含大量跳跃、扭转、弯曲、拉伸动作的运动中，运动员患骶髂关节功能障碍较常见。

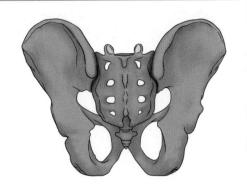

症状

疼痛　臀部上方位置有痛感或压痛，骶髂关节有压痛。痛感可向下放射至臀部、大腿、小腿。长时间静坐、站立、侧卧都会加剧疼痛。重症病人不能端坐、负重和站立，行走困难；弯腰、翻身时疼痛加重。

试验　骨盆分离试验呈阳性，患者直腿抬高受限。

X光片检查　正位片显示髂后上棘高低不等，斜位片显示骶髂关节间隙变宽，凸凹关系紊乱。

诱因

- 大量跳跃、扭转、弯曲、拉伸的动作。
- 骨盆相关肌肉不平衡。
- 骨盆相关关节韧带损伤。
- 骨盆或骶骨有骨折现象。
- 怀孕。
- 核心稳定性较弱。
- 关节炎。退行性病变。
- 双腿结构异常。如双腿长度不一致，骶髂关节位置发生变化。
- 强大外力撞击。

预防指导

- 拉伸骨盆周围的肌肉，如股四头肌、髂腰肌、腹肌、臀肌等。

- 强化腹肌、腰背肌、股四头肌、腘绳肌、臀肌和核心肌群的力量。
- 提升下肢肌肉耐力和身体动作控制能力，避免腰部过度负重。
- 纠正错误的动作模式，优化跳跃、变向动作。
- 运动前进行热身活动，运动后进行放松活动；提高自我保护意识；在训练和比赛中，要注意休息，避免损伤。

处理指导

急性期

- 停止运动，休息。
- 采用抗炎治疗。
- 进行冷敷、理疗，缓解疼痛。
- 症状严重者，寻求医生进行医学检查和处理。

非急性期

- 由物理治疗师或骨科医生进行使骶髂关节复位的治疗，并且进行纠正肌肉不平衡的按摩。
- 对骨盆相关肌肉进行拉伸。
- 加强腹部、腰部、骨盆底、腿部的肌肉力量训练。

康复中后期推荐训练计划

页码	动作名称	动作图片	训练频率	单次训练
159	弹力带 – 仰卧 – 卷腹		1~2 次 / 天	10 次 ×3 组
184	臀部拉伸		1~2 次 / 天	30 秒 ×3 组
132	迷你带向前行走训练		1 次 / 天	10 次 ×4 组

重返足球运动

- 伤后 1~2 周，如果骶髂关节没有明显的损伤，运动感受良好，可重返足球运动。

髂腰肌肌腱炎

髂腰肌是强有力的下肢肌肉，具有使髋关节屈曲的功能。它是身体最强壮的肌肉之一。髂腰肌肌腱炎指髂腰肌的肌腱发生慢性无菌性炎症。通常情况下，炎症会蔓延到肌腱附近的滑囊，从而导致髂腰肌滑囊炎。由于足球运动员常做反复屈曲髋关节的动作，所以髂腰肌肌腱炎较为常见。

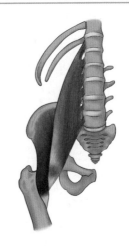

症状

| **疼痛** | 大腿前侧疼痛，有时疼痛沿着大腿向下放射。 |

| **声音** | 在髋关节屈曲过程中肌腱越过骨盆时会发出"啪"声或者弹响。 |

| **功能影响** | 步幅减小，髋关节伸展受限。 |

诱因

- 反复用力屈曲髋关节。
- 运动超负荷、动作不规范或者运动前后没有合理地进行拉伸与放松。

预防指导

- 拉伸髂腰肌，避免肌肉太过紧张。
- 强化肌肉力量，主要是强化髋伸肌和髋旋转肌的力量。
- 合理控制动作幅度和运动量，避免过度运动。
- 充分休息，保证运动后肌肉组织的恢复，降低损伤风险。
- 训练核心稳定性。
- 运动前充分热身。

处理指导

急性期

- 避免引起问题的动作。

非急性期

- 逐步开始康复训练，以拉伸和力量训练为主。
- 进行理疗。

康复中后期推荐训练计划

页码	动作名称	动作图片	训练频率	单次训练
197	髂腰肌拉伸		1 次 / 天	30 秒 ×3 组
184	臀部拉伸		1~2 次 / 天	30 秒 ×3 组
132	迷你带向前行走训练		1 次 / 天	10 次 ×4 组

重返足球运动

- 疼痛逐渐消退（通常在 3~6 周内），运动员就可以重返足球运动。重返足球运动应该循序渐进。

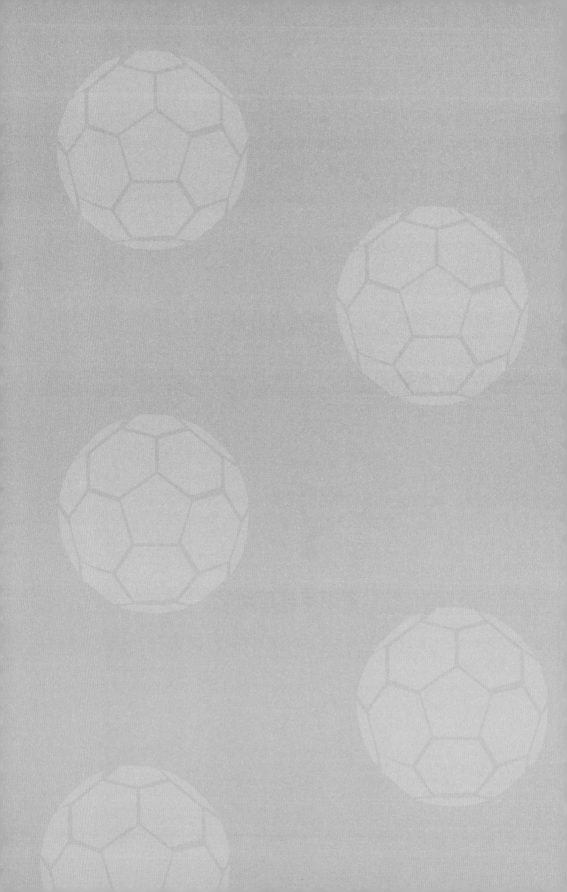

第 **6** 章

肩部损伤的预防与康复

- 肩部解剖学
- 肩部常见损伤

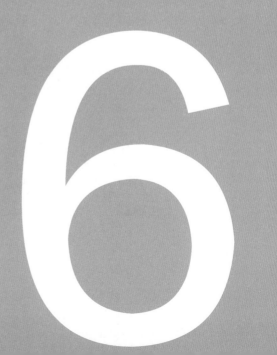

6.1 肩部解剖学

肌肉

肌肉介绍

胸大肌：起于锁骨内侧、胸骨体和胸骨柄前面、第一至第六肋软骨及腹直肌鞘，止于肱骨大结节嵴，有使肩关节屈曲、内收和内旋，以及肩胛骨下降的功能。

胸小肌*：起于第三至第五肋骨前面，止于肩胛骨喙突，有使肩胛骨下降、下回旋和前伸的功能。

三角肌：分为前束、中束和后束，其中前束起于锁骨外侧，中束起于肩峰，后束起于肩胛冈，三者均止于肱骨三角肌粗隆，有使肩关节屈曲、伸展、外展、内旋和外旋的功能。

前锯肌：起于第一至第九肋骨的外侧面，止于肩胛骨内侧缘和下角，有稳定肩胛骨和使肩胛骨前伸、上回旋的功能。

肱二头肌：分为长、短两头，其中长头起于肩胛骨盂上结节、短头起于肩胛骨喙突，共同止于桡骨粗隆，有使肩关节屈曲、肘关节屈曲和前臂外旋的功能。

前面观

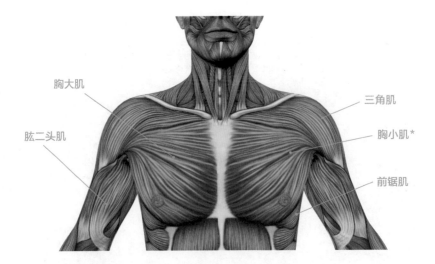

胸大肌

肱二头肌

三角肌

胸小肌*

前锯肌

肌肉介绍

肩胛提肌*：起于第一至第四颈椎横突，止于肩胛骨上角和内侧缘上部，有使肩胛骨上提和下回旋的功能。

背阔肌：起于第七到第十二胸椎和全部腰椎的棘突、骶正中嵴、髂嵴后三分之一和下位肋骨，止于肱骨小结节嵴，有使肩关节内收、伸展、内旋和肩胛骨下降的功能。

斜方肌：起于枕骨上项线内三分之一、枕外隆凸、项韧带、第七颈椎棘突、所有胸椎的棘突和棘上韧带，止于锁骨外三分之一后缘、肩峰内侧、肩胛冈上缘，有使肩胛骨上提、下降、上回旋和后缩的功能。

菱形肌*：起于第六至第七颈椎和第一至第四胸椎棘突，止于肩胛骨内侧缘，有使肩胛骨后缩、上提和下回旋的功能。

冈上肌*：起于冈上窝，止于肱骨大结节上部，有稳定盂肱关节和使肩关节外展的功能。

冈下肌：起于冈下窝，止于肱骨大结节中部，有稳定盂肱关节和使肩关节外旋的功能。

小圆肌：起于肩胛骨外侧缘后面，止于肱骨大结节下部，有稳定盂肱关节和使肩关节外旋、内收的功能。

肱三头肌长头：起于肩胛骨盂下结节，止于尺骨鹰嘴，有使肩关节伸展和肘关节伸展的功能。

大圆肌：起于肩胛骨下角背面，止于肱骨小结节嵴，有使肩关节内收、伸展和内旋的功能。

后面观

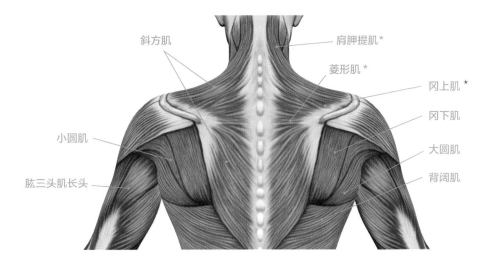

斜方肌　　肩胛提肌*　　菱形肌*　　冈上肌*　　冈下肌　　小圆肌　　大圆肌　　肱三头肌长头　　背阔肌

骨骼和韧带

骨骼介绍

锁骨：位于胸部上方的颈部两侧，从正面看是基本呈水平方向的细长骨，从上面看是略呈S形曲线的扁平骨；内侧与胸骨柄构成胸锁关节，外侧与肩峰构成肩锁关节。

肩胛骨：位于胸部后侧（第二至第七肋骨之间），从背面看是呈三角形的扁骨；肩峰与锁骨外侧构成肩锁关节，关节盂与肱骨头构成盂肱关节。

胸骨：位于前胸中点，由胸骨柄、胸骨体和剑突构成；胸骨柄与锁骨内侧构成胸锁关节，胸骨体与第二至第七对肋软骨相连。

肱骨：位于上臂，上端的肱骨头与肩胛骨的关节盂构成盂肱关节，下端与尺骨、桡骨的上端构成肘关节。

骨骼

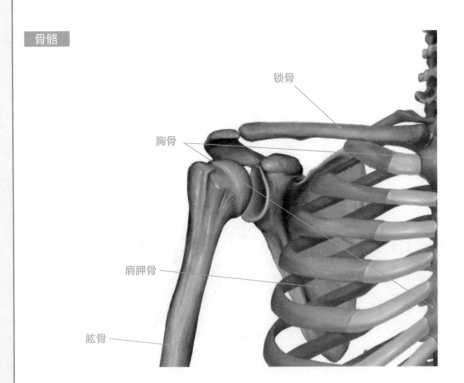

锁骨

胸骨

肩胛骨

肱骨

韧带介绍

喙肩韧带：连接喙突与肩峰，可加固肩关节，防止肱骨头上移。

喙肱韧带：连接喙突与肱骨大结节，可加固肩关节上部，防止过度外旋、屈曲和伸展，防止肱骨头上移。

肱横韧带：横架于结节间沟上方，连接肱骨大结节与小结节，并与结节间沟围成管状结构（肱二头肌长头腱从中穿过并受到约束）。

喙锁韧带：连接喙突与锁骨，分为前外侧的斜方韧带和后内侧的锥状韧带两部分，可稳定肩锁关节，防止脱位。

肩胛上横韧带：横架于肩胛切迹上方，连接肩胛骨背侧面上缘和喙突基底部，可分开肩胛上动脉和肩胛上神经。

盂肱韧带：位于关节囊前壁的深层，从关节盂的前上部，斜向外下方延伸至肱骨小结节，分为上、中、下三束，可加固肩关节前部。

胸锁前、后韧带：连接锁骨的胸骨端与胸骨柄，可稳定胸锁关节；胸锁后韧带较胸锁前韧带更为发达。

肋锁韧带：连接第一肋软骨与锁骨，可防止除下降外的锁骨极限运动，是胸锁关节周围最强壮的韧带。

肩锁韧带：连接肩峰与锁骨，可稳定肩锁关节，防止脱位。

锁间韧带：连接左右两侧锁骨的胸骨端。

韧带

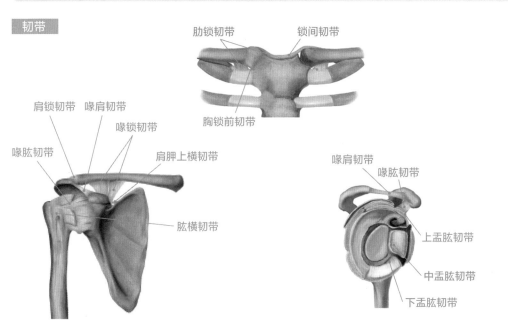

肋锁韧带　　锁间韧带
胸锁前韧带

肩锁韧带　喙肩韧带
喙锁韧带
喙肱韧带
肩胛上横韧带
肱横韧带

喙肩韧带
喙肱韧带
上盂肱韧带
中盂肱韧带
下盂肱韧带

6.2 肩部常见损伤

肩关节脱位

　　肩关节脱位，是指手臂在展开或高抬情况下受到撞击时，身体还处于持续前进中，而手臂却被迫停止，在肩关节部位形成大的冲击力，从而造成肱骨头脱出肩胛盂的现象。足球运动员在跌倒时上肢外展、外旋着地，外力沿肱骨纵轴向上，肱骨头自肩胛下肌和大圆肌之间薄弱部撕脱关节囊，向前下脱出，形成前脱位。足球运动员在跌倒后手部着地，也可因肩关节处于内收、内旋位而引起后脱位，但此种脱位较少见。

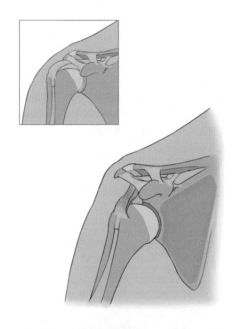

症状

疼 痛　脱位发生时，肩部会迅速产生痛感。

外 观　肩部会有肩峰突出、下方皮肤凹陷的畸形，即典型的方肩畸形。

X 光片检查　由于肩关节脱位时，会有大约 1/3 概率出现骨折现象，所以需要用 X 光片检查确认。

功能影响　发生关节脱位的手臂，会丧失运动功能，无法移动。

其他检查　超声检查或磁共振成像检查可用于确定有无臂丛神经损伤或腋动脉损伤，若患侧上肢无动脉搏动应特别关注。

诱因

- 赛场高速运动，发生碰撞摔倒。

- 手臂伸展或高抬时，肩部被外力碰撞。

- 间接暴力。如跌倒时上肢外展、外旋，手掌或肘部着地。

预防指导

- 拉伸胸大肌和胸小肌等肩关节前部肌肉，防止制动及疼痛受限导致关节活动范围缩小。

- 强化肩袖肌群以及三角肌和上臂肌群力量训练，加强肩胛骨周围肌肉的稳定性和控制性训练。

- 提升肩关节灵活性和稳定性，提升肩锁关节和胸锁关节的稳定性。

- 优化上肢用力模式，上肢动作产生前优先激活核心控制，避免颈部肌肉活动代偿上肢用力。学习对抗类运动项目的摔倒技巧，防止上肢强力撑地导致的上肢损伤。

- 若运动装备中配备有护肩，应穿戴适合自己的护肩。

处理指导

急性期

- 肩关节复位。由有经验的医生进行复位。最好有镇痛和镇静措施，可以使手臂稍稍松弛。

- 如果无法进行现场复位，可将患者手臂和肩部固定，用 X 光片检查诊断后，再进行复位。

- 如果脱位手臂无脉搏，需尽快去医院急诊治疗。

非急性期

- 肩关节复位后，手臂和肩部需固定 3~4 周，以促进关节愈合。如果患者年龄较大，如 40 岁以上，为防止长时间固定而出现粘连性关节囊炎，或关节僵硬，则固定时间缩短为 1~2 周。

- 让关节适当活动，提升其灵活性，恢复其活动范围。

- 加强肩关节周围肌肉（尤其是肩袖肌群）的力量训练（例如使用弹力带进行肩外旋练习）；加强脊柱周围可辅助肩关节活动的肌肉的力量训练；加强核心力量训练（例如进行平板支撑练习）。

康复中后期推荐训练计划

页码	动作名称	动作图片	训练频率	单次训练
190	坐姿 – 三角肌拉伸		1~2 次 / 天	30 秒 ×3 组
180	上背部拉伸		1~2 次 / 天	30 秒 ×3 组
155	弹力带 – 站姿 – 双肩外旋		1~2 次 / 天	10 次 ×3 组
169	直臂 – 平板支撑		1 次 / 天	30~60 秒 ×3 组

重返足球运动

● 肩部肌肉完全无痛，肩部力量恢复，可进行全范围活动。

● 即使重返足球运动，也要穿戴护肩，防止肩关节再次脱位。

肩锁关节脱位

　　肩锁关节脱位指的是，连接锁骨与肩胛骨的韧带（肩锁关节）被拉断或撕裂。肩锁关节脱位也被称为肩锁关节分离。这种类型的损伤涉及锁骨末端和肩峰之间形成的关节的分离。遭受这种损伤的运动员通常感到肩锁关节疼痛和肿胀，而且很难抬高手臂超过头顶。肩锁关节脱位在足球运动中也较为多见。

　　肩锁关节脱位通常由摔倒时肩峰或肩部外侧直接触地引起。当运动员与对手发生搂抱动作摔倒时，可能发生肩锁关节脱位。

症状

疼痛　肩锁关节疼痛，甚至整个肩关节都有疼痛感。锁骨外缘有轻度至重度的疼痛，抬起手臂举过头顶时，以及用手臂够到身体另一侧时均可能出现轻度至重度的疼痛。

肿胀　肩锁关节肿胀。锁骨位于皮下，脱位时明显观察到锁骨远端翘起，局部肿胀、压痛。

其他　锁骨外缘有轻度至重度的隆起，隆起畸形是由肩峰和锁骨的分离引起的，这种分离称为"塌陷畸形"。肩锁关节脱位，按压肩锁关节时有浮动感，所谓"琴键征"。

功能影响　很难抬高手臂超过头顶。疼痛导致肩关节水平内收活动受限。

X光片检查　如果出现塌陷畸形，X光片检查可以评估分离的程度，排除潜在的锁骨骨折。

诱因

● 摔倒时肩峰或肩部凸点直接触地。

● 与对手搂抱摔倒，或肩峰遭到对手直接撞击。

● 摔倒时用手撑地。

● 摔倒时压到张开的手臂。上肢紧靠胸壁，呈外展、内旋位。

预防指导

● 康复早期需佩戴肩吊带或肩支具以减小肩部负重，手臂做等长收缩训练，结合超短波治疗、冷疗等理疗，以缓解疼痛并消除肿胀。

● 放松胸大肌和胸小肌等肩关节前部肌肉，并进行肩关节活动度训练，防止由于制动及疼痛导致关节活动范围缩小。

● 进行肩袖肌群以及肩胛肌群力量训练，以提升肩胛骨周围肌肉的稳定性和控制性。提升肩关节灵活性和稳定性，提升肩锁关节和胸锁关节的稳定性。

● 优化上肢用力模式，上肢动作产生前优先激活核心控制，避免颈部肌肉活动代偿上肢用力。

● 若运动装备中配备有护肩，应穿戴适合自己的护肩。

处理指导

急性期

● 休息，停止日常训练。停止会使运动员疼痛的活动。

● 冰敷和使用消炎药物。

● 锁骨明显从肩峰分离或移位时，需要进行手术治疗。韧带完全撕裂的患者可能需要进行手术治疗。

● 损伤后，胳膊可能需要立即用吊带固定，并用弹性绷带将手臂牢牢系在身上。

● 继续观察运动员，看其是否会休克，如有必要，采取相关应对措施。一旦运动员休克，请求紧急医疗援助。

非急性期

● 使用吊带进行短期固定，让受伤部位更舒服。

● 在疼痛可忍受的情况下，进行温和的全范围关节活动训练。

● 疼痛消失后，对肩关节周围肌肉、脊柱周围可辅助肩关节活动的肌肉以及核心肌群进行力量训练。

康复中后期推荐训练计划

页码	动作名称	动作图片	训练频率	单次训练
190	坐姿 – 三角肌拉伸		1~2 次 / 天	30 秒 × 3 组
180	上背部拉伸		1~2 次 / 天	30 秒 × 3 组
155	弹力带 – 站姿 – 双肩外旋		1~2 次 / 天	10 次 × 3 组
169	直臂 – 平板支撑		1 次 / 天	30~60 秒 × 3 组

重返足球运动

- 根据疼痛的程度，可能马上就可以重返足球运动，也可能需要 1~2 周。在重返足球运动之前，运动员肩部周围肌肉应该可以无痛全范围活动且全面恢复肌力。如果肩锁关节轻度扭伤且没有任何畸形或分离，运动员通常可以快速恢复足球运动。

- 对于有明显畸形和分离的严重损伤，运动员应该至少在 3 周内避免进行足球运动，让受伤韧带愈合。未经医生检查并批准，运动员不得继续运动。

- 重返足球运动时，要在肩锁关节上放置防护垫或圈状软垫，在提供舒适性的同时为肩锁关节提供更多保护。

锁骨骨折

锁骨骨折就是锁骨断裂或破损。锁骨骨折是碰撞类或接触类体育运动中最常见的骨折之一。锁骨骨折通常发生于接触过程中直接撞到锁骨。非接触的间接暴力也可能造成锁骨骨折，如在摔倒过程中手掌、肘部、肩部撑地时发生应力传递。

症状

疼痛 骨折部位疼痛，有剧烈疼痛感，抬起手臂时疼痛。

肿胀 骨折部位肿胀。

声音 感觉锁骨处咯吱作响，有可触及的骨擦感，有能听到的骨擦音。

其他 多用健侧手托住伤侧的肘部，头偏向伤侧以减轻疼痛。骨折部位有明显畸形。如果移位比较明显（即两个骨折断面之间偏离较远），那么骨折下方的皮肤可能隆起。患者骨折发生于喙锁韧带外，可能不会出现畸形；年轻患者可能只是青枝骨折，无明显骨折畸形。骨折严重者可能会合并上肢血管神经的损伤，甚至引发气胸。

X 光片检查 X 光片检查可用于确认是否为锁骨骨折。

功能影响 因为疼痛而无法移动手臂。

磁共振成像检查 可用于明确有无伴发韧带、肌肉断裂及血管神经损伤。

诱因

● 接触过程中直接撞到锁骨。

● 锁骨外伤。

● 重重跌落时肩膀着地。

● 跌倒落地时上肢撑地。

预防指导

● 拉伸胸大肌和胸小肌等肩关节前部肌肉，防止制动及疼痛受限导致关节活动范围缩小。

● 强化肩袖肌群以及三角肌和上臂肌群的力量训练，加强肩胛骨周围肌肉的稳定性和控制性训练。

- 提升肩关节灵活性和稳定性，提升肩锁关节和胸锁关节的稳定性。

- 优化上肢用力模式，上肢动作产生前优先激活核心控制，避免颈部肌肉活动代偿上肢用力。学习对抗类运动项目的摔倒技巧，防止上肢强力撑地导致的上肢及锁骨骨折。

- 若运动装备中配备有护肩，应穿戴适合自己的护肩。

处理指导

急性期

- 如果现场怀疑发生锁骨骨折，要让受伤一侧的胳膊靠在身体上并保持不动，直到医生对运动员进行评估。

- 进行保守治疗，治疗方法包括使用 8 字形支架或简单的吊带固定。用悬带固定伤侧胳膊 1~2 周。

- 标准抗炎治疗及镇痛治疗。根据需要，使用冰敷和非处方止痛药物来控制疼痛。

- 某些患者可能需要进行手术治疗。

非急性期

- 保守治疗。方法如下。

  无移位的骨折或者青枝骨折，使用三角巾悬吊保护。

  有移位的骨折，使用 8 字形支架或简单的吊带固定。用悬带固定伤侧胳膊 2~3 周。固定期间邻近关节可以做主动活动，保持肩部肌肉力量和活动度。

  平时站立时宜双手后叉于腰部，保持抬头挺胸体位；睡眠时宜仰卧于硬板床上，背部两肩之间稍加垫高，保持与站立时相似的体位。

  受伤 3 ~ 4 周后，如果再次进行 X 光片检查，发现已经痊愈，运动员就可以开始柔和的动作范围锻炼，并逐步提升至轻度的力量训练（如果疼痛可以忍受）。

- 手术治疗。手术治疗中，切开复位术使用较少，适用于固定后再次移位或伴随神经血管损伤的情况。术后应采取相应的康复治疗方法。

康复中后期推荐训练计划

页码	动作名称	动作图片	训练频率	单次训练
176	站姿 – 肱二头肌拉伸		1~2 次 / 天	30 秒 ×3 组
180	上背部拉伸		1~2 次 / 天	30 秒 ×3 组
155	弹力带 – 站姿 – 双肩外旋		1~2 次 / 天	10 次 ×3 组
169	直臂 – 平板支撑		1 次 / 天	30~60 秒 ×3 组

重返足球运动

● 如果 X 光片显示已经痊愈，而且肩部可以进行无痛全范围活动并已全面恢复力量，运动员通常在 6 ~ 8 周后可以重返非接触类体育运动，但在 12 周之内应避免参与包括足球运动在内的接触类体育运动。

● 重返足球运动时，要在愈合的骨折部位使用圈状软垫，以提供并增加保护舒适性。

第 7 章

腕部和手部损伤的
预防与康复

- 腕部和手部解剖学
- 腕部和手部常见损伤

7

7.1 腕部和手部解剖学

腕部和手部关节包括桡腕关节、腕中关节、腕掌关节、掌指关节和指骨间关节，主要运动为矢状面上的屈曲与伸展，冠状面上的尺偏与桡偏、内收与外展，以及组合运动中的环转。其中，桡腕关节通常被称为腕关节，由桡骨的腕关节面和邻近的关节盘，以及手舟骨、月骨和三角骨的近侧关节面构成，主要运动为矢状面上的屈曲与伸展、冠状面上的尺偏与桡偏，以及组合运动中的环转。

肌肉

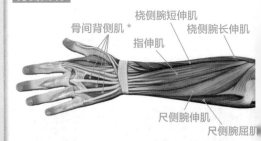

掌侧面观

拇短展肌　指深屈肌*
拇对掌肌　　桡侧腕屈肌
拇短屈肌
　　　　掌长肌
　　　　尺侧腕屈肌
蚓状肌　指浅屈肌
拇收肌

背侧面观

桡侧腕短伸肌
骨间背侧肌*　桡侧腕长伸肌
指伸肌
　　　尺侧腕伸肌
尺侧腕屈肌

肌肉介绍

桡侧腕屈肌：起于肱骨内上髁及前臂深筋膜，止于第二掌骨底，具有使腕关节屈曲和桡偏的功能。

尺侧腕屈肌：起于肱骨内上髁和尺骨上端后缘，止于豌豆骨，具有使腕关节屈曲和尺偏的功能。

掌长肌：起于肱骨内上髁，止于掌腱膜，具有使腕关节屈曲的功能。

指浅屈肌：起于肱骨内上髁、尺骨和桡骨前面，止于第二至第五中节指骨的两侧，具有使腕关节屈曲、掌指关节屈曲、近端指骨间关节屈曲的功能。

指深屈肌*：起于尺骨前侧和骨间膜，止于第二至第五远节指骨，具有使腕关节屈曲、掌指关节屈曲、近端指骨间关节屈曲和远端指骨间关节屈曲的功能。

拇短展肌：起于屈肌支持带和相邻腕骨，止于拇指近节指骨底，具有使拇指腕掌关节外展和屈曲，以及拇指掌指关节屈曲的功能。

拇短屈肌：起于屈肌支持带和相邻腕骨，止于拇指近节指骨底，具有使拇指腕掌关节和掌指关节屈曲的功能。

拇对掌肌：起于屈肌支持带和相邻腕骨，止于第一掌骨，具有使拇指腕掌关节对掌的功能。

拇收肌：起于屈肌支持带、头状骨和第三掌骨，止于拇指近节指骨底，具有使拇指腕掌关节外展和屈曲，以及拇指掌指关节屈曲的功能。

蚓状肌：起于指深屈肌腱，止于第二至第五指背腱膜，具有使掌指关节屈曲和指骨间关节伸展的功能。

肌肉介绍

桡侧腕长伸肌：起于肱骨外上髁，止于第二掌骨底背侧面，具有使腕关节伸展和桡偏的功能。

桡侧腕短伸肌：起于肱骨外上髁，止于第三掌骨底背侧面，具有使腕关节伸展和桡偏的功能。

尺侧腕伸肌：起于肱骨外上髁和前臂深筋膜，止于第五掌骨底背侧面，具有使腕关节伸展的功能。

指伸肌：起于肱骨外上髁，止于第二至第五指中节和远节指骨底，具有使手指伸展的功能。

骨间背侧肌*：起于第一至第五掌骨对缘，止于第二至第四指近节指骨和指背腱膜，具有使第二、第四和第五指掌指关节外展的功能。

骨骼和韧带

掌侧面观

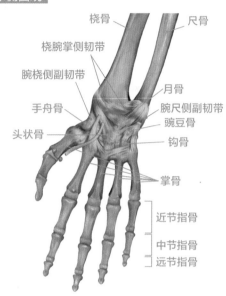

桡骨
尺骨
桡腕掌侧韧带
腕桡侧副韧带
月骨
手舟骨
腕尺侧副韧带
头状骨
豌豆骨
钩骨
掌骨
近节指骨
中节指骨
远节指骨

背侧面观

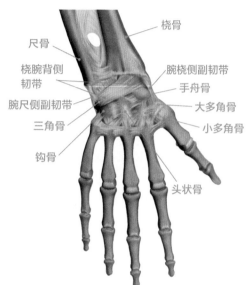

桡骨
尺骨
桡腕背侧韧带
腕桡侧副韧带
手舟骨
腕尺侧副韧带
三角骨
大多角骨
小多角骨
钩骨
头状骨

骨骼和韧带介绍

尺骨：与桡骨构成前臂，呈三棱柱状，上端与肱骨形成肱尺关节，下端与桡骨形成桡尺关节。

桡骨：与尺骨构成前臂，上端与肱骨形成肱桡关节，下端与尺骨形成桡尺关节。

腕骨：位于手部近侧，共2列、8块，近侧列包括手舟骨、月骨、三角骨和豌豆骨，远侧列包括大多角骨、小多角骨、头状骨和钩骨。

掌骨：位于手部中央，共5块，由桡侧向尺侧依次为第一至第五掌骨。

指骨：位于手部远侧，共14块，由桡侧向尺侧依次为第一至第五指骨，其中第一指骨只有2节骨（近节、远节指骨），第二至第五指骨均有3节骨（近节、中节、远节指骨）。

腕桡侧副韧带：起于桡骨茎突，止于手舟骨、头状骨及大多角骨，可稳定腕关节，防止腕关节过度尺偏。

腕尺侧副韧带：起于尺骨茎突，止于三角骨、豌豆骨及腕横韧带，可稳定腕关节，防止腕关节过度桡偏。

桡腕背侧韧带：起于桡骨下端的后缘，止于手舟骨、月骨和三角骨背面，可稳定腕关节，防止腕关节过度屈曲。

桡腕掌侧韧带：起于桡骨下端的前缘及茎突，止于手舟骨、月骨、三角骨和头状骨前面，可稳定腕关节，防止腕关节过度伸展。

7.2 腕部和手部常见损伤

手指损伤

手指损伤是发生在手指上的各种损伤，如扭伤、脱位、骨折、肌腱损伤等。在足球运动中，守门员较容易发生此类损伤。

症状

疼 痛 手指损伤通常伴随着疼痛。

肿 胀 根据受伤程度的不同，可能会有肿胀现象。

其 他 如果指关节脱位，可能会发生指头变形，两块指骨之间角度异常。

功能影响 和受伤手指有关的活动都会受到影响。

X 光片检查 可用于判断手指是否有骨折情况。

诱因

● 外力过大，碰撞到手指，给手指造成强大的冲击力。如守门员接近距离射门的球。

● 摔倒时手指着地，造成大的冲击力。

预防指导

● 拉伸腕屈肌、腕伸肌等。

● 强化腕屈肌、腕伸肌、指屈肌、指伸肌等的力量。

● 强化上肢肌肉力量，强化下肢、躯干和肩带部位的力量和提升其稳定性等。

● 提升平衡能力。

● 训练前充分热身，训练后充分放松。掌握正确的技术动作，修正错误的动作。经常锻炼上肢肌肉，加强整个上肢及躯干的力量。提升平衡能力。加强教育，如学习保护性姿势、摔倒时不要用手撑地。

处理指导

急性期

● 如果伤指有戒指，先取下戒指。

● 如果指尖弯曲、无法伸直，说明是伸指肌肌腱撕裂。可将受伤手指理直，然后用夹板固定。如果发生脱位，应该找医生使脱位手指复位。

- 如果拇指向不正常方位活动，说明拇指肌腱发生损伤，要用夹板固定。
- 如果是复发性脱位，需要用手术重建侧副韧带。
- 如果是手指远端损伤且指甲变黑，有可能是甲基质断裂，需进行手术治疗。
- 保护、抬高患肢。

非急性期

- 如果手指关节受伤，在几天内没有消肿且活动受限，需要就医。
- 疼痛消退后，检查手指的功能，以及独立活动能力。
- 一般的骨折，用夹板固定伤处 4~6 周，如果关节面受损，则要通过手术修复关节面，防止关节炎的发生。
- 如果只是轻微挫伤或不适，可以在医生或康复师的指导下进行理疗或简单的手部拉伸和力量训练。

康复中后期推荐训练计划

页码	动作名称	动作图片	训练频率	单次训练
177	手指拉伸		1 次 / 天	10 次 ×3 组
175	腕伸肌拉伸		1 次 / 天	30 秒 ×3 组
157	弹力带 – 坐姿 – 伸腕练习		1~2 次 / 天	10 次 ×3 组

重返足球运动

- 用夹板固定伤处 4~6 周后，手指无疼痛和肿胀，经医生检查确认后，在手指有保护措施的情况下（如用绷带将受伤手指与相邻正常手指捆绑在一起），可重返足球运动。
- 如果手指通过手术用钢钉支撑，或者进行缝线，在钢钉取出之前，或缝线拆除之前，禁止重返足球运动。

腕关节扭伤

在运动中摔倒时，手掌着地，容易导致腕关节扭伤；对腕关节的过度使用，也易造成腕关节扭伤。

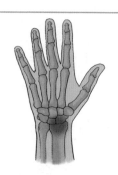

症状

疼痛　手腕有不同程度的痛感或压痛。如果是轻微损伤，可适当上、下、左、右转动手腕，看是否疼痛。

肿胀　有可能出现腕部肿胀。对比两手手腕，看受伤手腕是否肿胀。

其他　手腕可能出现麻木或畸形。检查握力是否正常，按压鼻烟窝，看是否疼痛，由医生评估是否发生手舟骨骨折。

功能影响　如果是严重损伤，影响手腕活动。

诱因

● 摔倒时没有很好的保护机制。摔倒时尽量双手抱头，用滚动的姿势缓解受到的冲击力，而不是用手撑地面。

预防指导

● 拉伸腕屈肌、腕伸肌、旋前圆肌等。

● 强化腕屈肌、腕伸肌、指屈肌、指伸肌等的力量。

● 强化上肢肌肉力量，强化下肢、躯干和肩带部位的力量和提升其稳定性等。

● 提升平衡能力。

● 训练前充分热身，训练后充分放松。掌握正确的技术动作，修正错误的动作。经常锻炼上肢肌肉，加强整个上肢及躯干的力量。提升平衡能力。加强教育，如学习保护性姿势、摔倒时不要用手撑地。不要过度使用腕关节。运动后应及时对腕关节进行拉伸、热敷和按摩。当腕关节因劳损而出现不适症状时，应及时调整运动量和运动强度。

处理指导

急性期

- 如果损伤较严重，需要立即停止活动。
- 严重损伤需用夹板固定伤处，然后去医院。
- 损伤发生后，即使手腕外观正常，也要每几小时检查手腕一次，看是否受损。
- 对伤处进行冰敷，每天 2~3 次，有利于减轻疼痛和消炎。

非急性期

- 日常活动中，需要用夹板固定伤处。
- 如果 2 周后没有好转，应该及时就诊，让医生对损伤进行评估。
- 理疗，以缓解疼痛，促进骨折愈合。
- 用支具保护伤处，避免引起疼痛的动作。
- 腕关节周围肌肉力量训练。
- 腕关节关节活动度训练。

康复中后期推荐训练计划

页码	动作名称	动作图片	训练频率	单次训练
177	手指拉伸		1 次 / 天	10 次 ×3 组
175	腕伸肌拉伸		1 次 / 天	30 秒 ×3 组
157	弹力带 – 坐姿 – 伸腕练习		1~2 次 / 天	10 次 ×3 组

重返足球运动

- 大部分腕关节扭伤会很快恢复，手腕力量和柔韧性恢复后，经医生检查确认，即可重返足球运动。
- 使用运动绷带或腕关节护具保护伤处，可以加快重返足球运动的时间。

守门员拇指（滑雪者拇指）

如果飞过来的球的所有重量都向后推守门员的拇指，那么横向分布在手指上的侧肌腱就可能会撕裂。事故发生后，拇指可能会肿胀，而且向外悬垂。

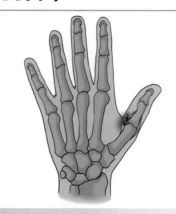

症状

疼痛 拇指掌指关节疼痛。

肿胀 损伤部位会出现肿胀。

其他 可能合并拇收肌损伤或者损伤部位发生撕脱骨折。拇指向外悬垂。

功能影响 拇指掌指关节出现不稳定、松弛等症状，拇指和食指间抓握力变弱。

X光片检查 利用X光片检查以确定在韧带撕裂的同时是否发生了撕脱性骨折。

磁共振成像检查 磁共振成像检查比超声检查具有更好的灵敏度和特异性，用以确定有无关节囊不连续、肌腱损伤和骨髓水肿情况。

诱因

● 拇指外展位下摔倒撑地导致内侧副韧带损伤。

● 飞过来的球的所有重量都向后推守门员的拇指。

预防指导

● 拉伸拇指处的肌肉，如拇长展肌、拇短伸肌、拇长伸肌等。

● 强化拇指处的肌肉力量，如拇收肌、拇屈肌、拇对掌肌等。

● 提升拇指肌肉耐力和离心收缩能力。

● 优化手掌抓握发力模式，如守门员需要进行手型训练，在扑救时采用不同的手型。

● 运动前进行拇指和其他手指的充分活动；运动中注意集中精神，正确发力，合理使用拇指护具，减小受伤概率；运动后及时放松拇指。

● 时常进行拇指各关节各方向的活动度练习，改善拇指活动度。

处理指导

急性期

- 用夹板固定拇指内侧和冰敷。

- 1 级损伤和 2 级损伤可以采用保守治疗，3 级损伤需立即手术处理。

- 根据 PRICE 原则处理。

- 服用非甾体抗炎药。

- 尽早开始关节活动度的练习。

非急性期

- 夹板固定伤处 5~8 周，3 个月内禁止进行压力过大的运动。

- 进行拇指各方向关节活动度的练习。

- 进行肌力恢复练习。

- 进行腕关节、手指关节等相邻关节的活动度练习。

康复中后期推荐训练计划

页码	动作名称	动作图片	训练频率	单次训练
177	手指拉伸		1 次 / 天	10 次 ×3 组
175	腕伸肌拉伸		1 次 / 天	30 秒 ×3 组
157	弹力带 – 坐姿 – 伸腕练习		1~2 次 / 天	10 次 ×3 组

重返足球运动

- 经医生检查批准后，才可恢复足球运动。

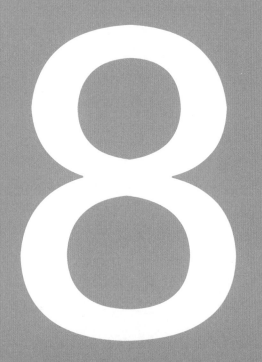

第 **8** 章

其他常见损伤的预防与康复

腘绳肌拉伤

　　腘绳肌拉伤，是指腘绳肌中的一条或几条肌肉被过度拉伸而发生损伤。在冲刺和加速过程较多的运动中，腘绳肌承受较大的负荷，易发生拉伤。腘绳肌拉伤是足球运动员最常见的损伤之一。

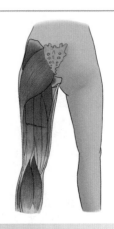

症状

疼痛　根据损伤程度，疼痛有轻度痛感、中度痛感及剧痛。Ⅲ级拉伤（程度最严重）时，疼痛会一直持续。

肿胀　Ⅰ级拉伤可能伴有轻微肿胀，Ⅱ级拉伤或出现明显肿胀，Ⅲ级拉伤有明显肿胀。

声音　拉伤时，或许能听到声音。

观察　拉伤严重时会出现大面积瘀青。

功能影响　Ⅰ级拉伤时，行走有不适感，大腿后侧肌肉在收缩和拉伸时，会出现痉挛或紧张状况。Ⅱ级拉伤时，行走困难，有跛行；膝部无法伸直；大腿后侧肌肉在收缩和拉伸时，会出现明显痛感。Ⅲ级拉伤时，走路需要有辅助工具，如拐杖等。

影像检查　拉伤严重时，可用磁共振成像检查判断具体情况。必要时，可以将超声检查作为辅助诊断的方法。

诱因

● 热身不充分。缺乏足够的热身，肌肉的弹性和延展性都比较有限，容易在运动中导致腘绳肌拉伤。

● 高速冲刺时腘绳肌过度拉伸。

● 腹横肌、臀大肌力量较弱时，加重腘绳肌的负担。

预防指导

● 拉伸腘绳肌、臀大肌、臀中肌、股四头肌等。

● 强化核心肌群力量，加强腘绳肌离心力量训练。

● 提升平衡能力、本体感觉、下肢神经肌肉控制能力。

● 运动前热身，运动后充分拉伸。

处理指导

急性期

- 可在损伤后 48 小时内，根据 PRICE 原则处理，稳住病情，使伤处更好地愈合。
- 进行抗炎治疗。
- 如果肌肉完全撕裂、卷起，需要尽快就医。

非急性期

- 采用电针的方式进行治疗。
- 无明显疼痛后可针对下肢肌肉适当进行拉伸训练。
- 在后期炎症与疼痛消失后，可针对下肢和骨盆区域进行稳定性训练，以逐步恢复训练水平。
- 进行力量训练。训练顺序为肌肉的等长收缩训练、向心收缩训练、离心收缩训练。
- 如果拉伤较严重，如Ⅲ级拉伤，有必要进行手术治疗。

康复中后期推荐训练计划

页码	动作名称	动作图片	训练频率	单次训练
193	坐姿 – 腘绳肌拉伸		1~2 次 / 天	30 秒 ×3 组
187	4 字 – 臀部拉伸		1~2 次 / 天	30 秒 ×3 组
154	瑞士球 – 仰卧 – 勾腿		1 次 / 天	10 次 ×3 组
189	小腿拉伸		1~2 次 / 天	30 秒 ×3 组

重返足球运动

- 髋关节和膝关节活动范围恢复，腘绳肌功能恢复且力量良好，经医生检查确认后，方可重返足球运动。
- 即使重返足球运动，也要注意保护大腿。
- 经常拉伸腘绳肌。

髋内收肌肌腱炎

　　髋内收肌肌腱炎通常是与髋内收肌起点反复拉伤相关的慢性损伤。肌肉起点的轻微撕裂并不足以引起出血，因此没有触发愈合过程，从而导致损伤慢慢加重。

　　髋内收肌肌腱炎通常以轻微损伤开始，在得不到适当恢复或者恢复治疗的响应性差的情况下，随着运动员继续参加比赛，曾经轻微的损伤将导致损伤处功能丧失。最后，甚至肌腱起点受到很小的应力也会产生疼痛。为了尽量减轻疼痛，运动员需要调整动作姿势，从而使损伤部位局部弱化，并最终失去耐力。

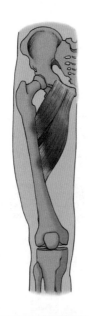 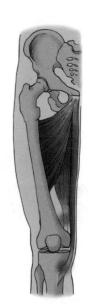

症状

疼痛　髋内收肌起点沿线和耻骨内侧边缘沿线（大腿和腹股沟）有明显压痛。用力内收大腿或外展大腿会感到疼痛，且活动后疼痛加剧。若病程较长，可能会感到损伤区域隐隐作痛。

肿胀　损伤区域可见肿胀。

其他　损伤处可见瘀伤或红肿，腹股沟区域僵硬。

超声波检查　有助于确定损伤的精确位置和严重程度。

磁共振成像检查　有助于确定损伤的精确位置和严重程度。

功能影响　不能加速跑，不能跳跃，不能快速转弯，且髋内收肌力量减弱，髋关节活动度缩小，影响日常活动。

诱因

- 髋内收肌起点反复拉伤。
- 两腿不等长影响步态，继而影响髋内收肌。
- 错误的运动模式。
- 两侧肌肉力量不平衡或者下肢和腹部肌肉力量较弱。
- 体育活动前没有进行适当的热身。
- 长久不活动。
- 过度肥胖。

预防指导

- 拉伸髋关节、骨盆附近的肌肉，如短收肌、长收肌、梨状肌等。
- 强化髋内收肌、腰腹肌、臀肌等骨盆附近的肌肉力量。
- 提升髋内收肌的耐力和离心收缩能力。
- 优化髋关节内收、外展的发力模式，避免髋内收肌受到过度牵拉。
- 运动前进行充分热身；运动中，集中注意力，减小受伤概率；运动后及时拉伸放松，也可以由治疗师进行各种技术的放松。
- 时常进行髋关节、骨盆、腰椎、胸椎等的活动度练习。

处理指导

急性期

- 使用止痛剂。
- 使用消炎药物。
- 局部注射对应药物以减轻疼痛和炎症。
- 减少活动，适当休息，并注意任何疼痛反应。
- 早期不建议拉伸肌肉，取而代之的可以是按摩肌肉。

非急性期

- 采用保守方法治疗 6 个月后症状没有改善，可能需要考虑手术。
- 物理治疗。物理治疗通常包括按摩、拉伸、经皮神经电刺激疗法（TENS）和主动加强髋关节周围肌群训练。
- 髋内收肌的等长收缩练习，可在肌肉伸长位下进行。
- 髋内收肌的放松练习，可利用泡沫轴、筋膜球等工具进行。
- 髋内收肌的抗阻练习，从等长收缩过渡到离心收缩和向心收缩。

康复中后期推荐训练计划

页码	动作名称	动作图片	训练频率	单次训练
195	髋内收肌练习		1 次 / 天	10 次 ×3 组
196	拉伸 – 髋内收肌		1~2 次 / 天	30 秒 ×3 组
134	泡沫轴滚压大腿内侧训练		1~2 次 / 天	30 秒 ×3 组

重返足球运动

- 一旦症状消退（这可能需要长达 6 个月的时间），就可以重返足球运动。恢复到以前的能力水平的失败率可高达 25%。

鼻骨骨折

鼻骨或软骨骨折，多伴随鼻部流血、局部软组织肿胀，鼻部畸形，外形变化以及鼻中隔骨折、脱位和偏曲，可伴有通气障碍。鼻骨骨折多合并面部其他骨折，如上颌骨骨折等。

症状

疼痛　有疼痛。

其他　鼻子出现灼烧感，骨折部位变色，骨折部位有可能出现畸形。

肿胀　骨折部位肿胀。

磁共振成像检查　鼻梁骨连续性中断，周围软组织肿胀。

功能影响　鼻黏膜肿胀，鼻道狭窄，有可能无法通过鼻子呼吸。骨折伴随鼻腔出血或伤处开放性伤口出血。

CT 扫描　CT 扫描是鼻骨骨折检查常用的方法，具有分辨率高、三维重建的优势；可清楚看到骨折线、骨折移位、软组织肿胀。

X 光片检查　X 光片检查可用于区分鼻骨骨折和鼻骨挫伤，具体根据鼻骨是否歪向一侧进行判断。

超声检查　超声检查在鼻部骨折检查和诊断中具有优势，无辐射、无创伤，且在治疗中辅助复位、效果判断方面具有优势。

诱因

● 外力直接打击。如争抢头球时的头部撞击或遭遇对手恶意犯规（如肘击或抬脚过高等）。

预防指导

● 如果曾经受到过此种损伤或损伤还未痊愈，可以佩戴透明的鼻部护具，以防止再次损伤。

● 完全恢复前不要做用力擤鼻涕动作和会使鼻部碰撞的动作，避免复位骨折移位。

● 注意观察场上情况，遇到对手凶狠防守时，要注意保护头、面部。

处理指导

急性期

- 头部向前，使鼻子中的液体或血液流出来。
- 冰敷 15 分钟，如果有必要，用纱布轻轻捏住鼻孔来止血。
- 及时就医。
- 如果出现鼻子变歪的情况，则需要医生纠正鼻骨的位置。

非急性期

- 鼻骨变形严重需要去外科矫正畸形，确保鼻中隔位置正确，不影响呼吸。
- 患者可以接受鼻部外形，且不存在通气障碍，可以不予处理。
- 伴有鼻骨骨折之外其他部位骨折时，需要同时处理。

重返足球运动

- 运动员在经医生检查或得到医生的允许前，不能返回足球运动。
- 当运动员重新回到运动中时，应佩戴鼻部护具，对鼻部进行保护。

眉骨开裂

眉骨位于眼眶上方隆起部位，在强大外力的作用下易开裂。眉骨开裂主要是对手在争抢头球时手肘直接击打在运动员面部导致的。

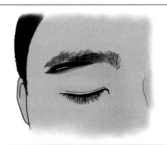

症状

疼痛 受伤部位疼痛。

肿胀 受伤位置、眼部有可能肿胀。

其他 有可能导致眼部充血、视力受影响。

影像检查 脑部 CT 扫描，可显示骨裂的位置和距离，同时可检查脑挫伤和脑出血的状况。

诱因

● 强大外力打击。

预防指导

● 对运动员、教练员及相关人员进行相关知识宣教，禁止做违规、危险动作。

处理指导

急性期

● 立即停止运动。

● 需紧急医疗救助。等待时，上肢直立或身体半卧。

● 若有开放性外伤，进行加压、止血等紧急处理。

● 检查运动员是否有脑部受伤状况，精神状态、记忆力、注意力等是否正常。

非急性期

● 如果保守治疗后病情未好转，需要手术治疗。

● 保守治疗或者手术后可进行理疗，以加速骨折愈合，防止瘢痕增生和色素沉着。

重返足球运动

● 伤处治愈，且经医生诊断确认后，才能重返足球运动。

脑震荡

脑震荡是在运动中运动员的头部受到外力作用（例如发生碰撞、被击打等），导致头部眩晕，甚至是短暂失去意识的现象。脑震荡可能会诱发一些精神状态，例如失忆、精神错乱等。脑震荡一般不会有头骨损伤，但碰撞处可能会流血。在碰撞性较强的运动中容易发生脑震荡，如橄榄球、足球等运动。

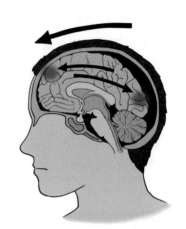

身体不接触的体育运动也会引起脑震荡的症状。如反复的跳跃着地动作，每次跳跃动作造成一过性脑震荡症状，短时间内症状减轻或基本消除，但是在没有完全恢复的状态下反复进行相同模式的运动，微小损伤积累会造成严重脑震荡症状。脑震荡大体观察无明显器质性损害，属于功能性暂时障碍，可伴有逆行性遗忘和短暂的意识丧失；脑细胞微观结构有损伤变化，可发现神经元线粒体肿胀，间质水肿，脑脊液成分变化和轴突传导系统代谢紊乱，脑干听觉诱发电位提示有神经器质性损害。

症状

疼痛 会有不同程度的头痛。通常不伴有颅骨骨折，伴有或者不伴有颅内压的变化。

肿胀 被碰撞的位置可能会有肿胀现象。

意识 可有数秒到数分钟的短暂意识丧失，多伴有记忆损害，运动员对受伤过程不能回忆，受伤前的记忆不受影响。

根据美国神经病学学会（AAN）等级表划分：1 级脑震荡表现为无意识丧失，临时意识混乱在 15 分钟之内；2 级脑震荡表现为无意识丧失，临时意识混乱超过 15 分钟；3 级脑震荡表现为长时间处于意识丧失状态。

根据坎图分级：1 级脑震荡表现为意识丧失，创伤后失忆在 30 分钟之内，脑震荡症状持续 15~30 分钟；2 级脑震荡表现为意识丧失在 5 分钟之内，创伤后失忆与脑震荡症状持续 30 分钟 ~24 小时；3 级脑震荡表现为意识丧失在 5 分钟以上，创伤后失忆在 24 小时以上，脑震荡症状持续可达 7 天。根据格拉斯哥昏迷量表（GCS），主要从睁眼、语言和运动三方面评价：轻度昏迷评分 12~14 分；中度级昏迷评分 9~11 分；重度昏迷评分小于等于 8 分。

其他 可能伴随眩晕、呕吐、短时昏厥、恶心等症状。也有可能导致脑震荡后综合征，常见症状为视力模糊、对光线比较敏感。

体征 反应迟钝，站立不稳，无法完成多重任务，颈部疼痛伴有运动受限、手臂或腿部无力或麻木，意识错乱、情绪改变（如暴躁）。

影像检查 单纯脑震荡影像检查常无明显改变。病理生理学改变需要进一步检查确认。

诱因

- 在运动中进行加速或减速时，头部被外力撞击。
- 有脑震荡病史，神经症状未能完全恢复就进行运动或训练。
- 平衡能力减退，抵抗外界扰动能力减退。
- 本体感觉差，对外界冲击等肌肉关节反应时间延长、反应效率不足。
- 颈部肌肉功能不足，无法有效控制加速和减速运动中的头部运动。

预防指导

- 拉伸颈部周围肌肉，主要是屈伸和侧屈肌肉，扩大颈部关节活动度。
- 强化颈部肌肉力量训练，增加核心肌群力量训练，提升自身抗冲击能力。
- 提升平衡性和灵敏性，提升自身反应能力。
- 优化跳跃、落地模式，避免头颈部反复冲击。加强本体感觉训练，提升对抗外界扰动的反应能力。
- 容易发生碰撞的运动中，最好佩戴保护面具，减少碰撞的影响。定期进行头盔质量检查，正确有效地佩戴头盔。
- 对运动员、教练员及相关人员进行脑震荡相关知识宣教，及时发现安全隐患，在损伤发生后能采取急救措施。
- 比赛或运动开始前对运动员进行安全筛查，尤其对有过脑震荡病史的运动员进行头部、脊柱和神经检查。

处理指导

急性期

- 立刻停止运动。停止脑力活动。
- 检查瞳孔反应。如果失去意识，瞳孔会大小不一。
- 在救护车到达前，应该将伤员安置于光线较暗且安静的房间休息。
- 如果碰撞处流血，用止血纱布直接按压在出血部位。如果出血量大，让伤员躺下，抬高伤员腿部，有利于血液回流至心脏。

- 如果颈椎受损，用固定脖套维护颈椎稳定。

- 如果失去意识，采取对伤员有利的呼吸道畅通的姿势，并固定。

- 如果没有呼吸或脉搏停止，在叫救护车的同时，要对伤员进行人工呼吸。必要时进行胸外心脏按压和电除颤。

- X 光片检查：意识丧失或混乱 1 小时以上，需要用 X 光片检查了解是否发生骨折。

- CT 扫描或磁共振成像检查：意识丧失或混乱 1 小时以上，需要用 CT 扫描或磁共振判断颅内的损伤情况。

- 损伤急性期要有专人观察运动员状况，受伤后 18~72 小时重新评估运动员身体状况，包括颅神经、颈椎、上下肢感觉和运动功能，以及前庭、平衡和协调功能。可与未损伤时状况进行比较，观察运动员功能状态。

非急性期

- 卧床休息。轻微的脑震荡，只需卧床休息几日即可恢复。

- 由家人协助定期检查伤员的神经状况。定期询问一些常识问题，如"今天是周几，几月几日"等。

重返足球运动

- 1 级脑震荡患者，在发生脑震荡当日，15 分钟内无脑震荡症状，可重返足球运动。但如果在重返足球运动后再次发生 1 级脑震荡，且在休息 1 周后不再有脑震荡症状，再过 2 周方可重返足球运动。

- 2 级脑震荡患者当天不能重返足球运动，需在损伤后 24 小时内，每 15 分钟检查一次神经系统。1 周内无脑震荡症状，则再过 2 周可重返足球运动。如果发生 2 次 2 级脑震荡，1 周内无脑震荡症状，再过 1 个月可重返足球运动。

- 3 级脑震荡患者，1 周内无脑震荡症状后，再过 1 个月后可重返足球运动。如果发生 2 次 3 级脑震荡，则该赛季不能重返足球运动。

- 脑震荡患者重返足球运动，须遵循以下步骤。脑震荡症状消失前禁止参加一切运动→进行低强度的有氧运动→进行专项运动训练→进行非接触性训练→进行接触性训练→重返足球运动。

- 脑震荡患者重返足球运动前要进行脑部测试，包括记忆力、认知能力、平衡能力、肌肉控制能力以及其他相关功能的测试。可与之前脑部功能检查结果进行对比，检查是否有脑部功能衰退，医生及治疗师根据患者脑部功能检查结果对患者参与运动的强度给出建议。

肌肉痉挛

肌肉痉挛，是肌肉在脱水、疲劳、寒冷刺激、外环境较冷等情况下，肌肉发生的自发性强直收缩反应。肌肉痉挛常发生在小腿和脚趾等部位。在高强度运动后，肌肉容易处于疲劳、缺水、缺乏电解质的状态，这时更易发生痉挛。

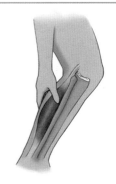

症状

疼痛 肌肉发生痉挛的时候，痉挛部位会有尖锐的紧缩感，可能会伴有不同程度的痛感。

机体 肌力减弱，肢体活动受限。

诱因

● 肌肉疲劳。

● 脱水。

● 营养不良。

● 寒冷刺激。寒冷刺激会使肌肉兴奋性提升，肌肉容易发生强直收缩。

● 日常训练中拉伸时间较短，以及不良的拉伸习惯。

预防指导

● 拉伸受累肌肉，如股四头肌、腘绳肌、腓肠肌、比目鱼肌等。也可以使用泡沫轴放松受累肌肉。

● 强化受累肌肉和其拮抗肌的力量，如腘绳肌、股四头肌、胫骨前肌等。

● 提升全身基础体能素质。

● 纠正不良姿势、错误动作模式。

● 充足饮水，保持体内水分充足，可以在水中增加电解质和糖类物质，充分补糖和补水。

● 运动前做好热身活动，运动后做好放松活动。

处理指导

急性期

- 拉伸发生痉挛的肌肉，同时也要注意对邻近相关肌肉的拉伸。
- 主动收缩拮抗肌，有利于拉伸发生痉挛的肌肉。
- 采用传统推拿手法放松肌肉，例如按压、揉捏、按揉等手法。
- 补充水分和电解质。

非急性期

- 经常拉伸肌肉，或者用泡沫轴放松肌肉。尤其是运动后，一定要放松肌肉。
- 经常饮水，保持体内水分充足。
- 保持营养均衡。餐饮结构最好能兼顾多种营养成分。
- 强化力量训练。一周可进行一至两次力量训练，可以综合蹲跳、平板支撑、俯卧撑、仰卧起坐、弓箭步、单腿摸脚趾、登山者、波比跳、肩上推举等动作。

重返足球运动

- 伤处治愈，且经医生诊断确认后，才能重返足球运动。

擦伤

擦伤，是指皮肤在与硬物摩擦时，皮肤受损的现象。擦伤是一种表皮层的炎症，摩擦可导致皮肤表面潮湿并软化，从而引起角蛋白与表皮的颗粒层分离，有时还可造成红肿和渗出性病变。擦伤是否会引起皮肤出血由损伤程度决定，重度擦伤可能会产生疤痕。

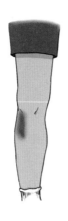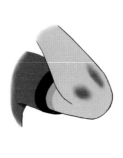

症状

疼痛　被擦伤部位会有痛感。

表现　表皮剥脱、血痕、渗血或出血斑点，继而可出现轻度炎症反应，局部会有红肿和疼痛。通常伤口自愈的过程是：① 3~6 小时擦伤面渗液开始干燥；② 12~24 小时痂皮形成，开始形成淡黄褐色的痂皮，以后逐渐变为深褐色；③ 3 天左右周围正常表皮再生，逐渐覆盖创面，随后痂皮从周边开始剥离、脱落；④ 5~7 天完全愈合，痂皮完全脱落。

诱因

● 失足跌倒。

● 外界硬物摩擦。

● 皮肤与皮肤之间，皮肤与衣物之间，发生频繁的摩擦。

● 运动中和其他运动员发生冲撞。

预防指导

● 一般无法预防。穿合适的运动服装，以及在易出汗部位抹滑石粉或明矾粉，通常可以降低擦伤的发生率或减轻损伤程度。

处理指导

急性期

- 立即停止运动。
- 如果是轻度擦伤，可对损伤部位进行消毒处理，并涂抹药膏。
- 如果是软组织损伤，可根据 PRICE 原则处理。
- 进行抗炎治疗。

非急性期

- 为避免感染，每天更换绷带，更换时对伤口处进行消毒。

重返足球运动

- 伤处治愈后，即可重返足球运动。

中暑

在温度高、湿度大的环境中，人体的生理和神经受到影响，不能正常发挥功能，汗液蒸发少，不能保证体温恒定，导致中暑。此时为了散热，皮下血管扩张，影响血液回流至心脏，导致供血不足，运动者易出现眩晕、呼吸急促、脉搏跳动加速、短暂耳鸣等症状。在炎热的条件下进行足球运动，尤其容易发生中暑现象。

症状

感 觉 头晕、头痛、反应迟钝、注意力不集中、动作不协调；

机 体 口渴、心悸、心率明显加快、血压下降、晕厥；恶心、呕吐、腹泻、少尿或无尿；发热。

外 表 大汗或无汗、面色潮红或苍白、皮肤灼热或湿冷、肌痛、抽搐。

轻度中暑 仅有以上中暑症状，核心温度正常或轻微升高（＜ 38℃），无新发意识障碍和器官损伤表现。

中度中暑 有晕厥，但数分钟内自行恢复意识，无明显神经系统损伤表现；核心体温升高（≥ 38℃，＜ 40℃）。

重度中暑 会出现中枢神经系统损害表现；核心温度 ≥ 40℃；多器官（≥ 2 个）功能障碍表现；严重凝血功能障碍。

诱因

● 环境温度高、湿度大，身体体温调节功能遇到障碍。

● 剧烈运动一定时间后，吸热、产热、散热构成的热平衡被破坏，机体局部或全身热蓄积超过体温调节的代偿限度。

预防指导

● 经常饮水，保持体内水分充足。

● 炎热天气中，运动时最好在有控制温度的室内进行，或者选择凉爽的时候进行。

● 炎热天气中，穿轻便、排汗和通风性好的衣服。

● 严格遵守国际足球联合会要求，在炎热环境下比赛时，上下半场要分别设定补水时间，进行补水。

处理指导

急性期

● 立刻停止运动，转移到凉爽的环境中。

● 少量、多次进行补水，或饮用含电解质的饮料。补充的水分的含糖量要低。如果是重度中暑，先不要补充液体。

● 在身上覆盖潮湿、凉爽的毛巾或布料。

● 如果中暑失去意识，为防止呕吐，将患者头部抬高，或者使其侧卧方便呕吐物排出。

● 如果中暑比较严重，最好赶紧就医。

非急性期

● 适当饮水，保持体内水分充足。

● 控制运动时间和强度，最好在能控制温度的室内或者凉爽的地方进行运动。

重返足球运动

● 痊愈后，经医生检查并确认，可重返足球运动。重返足球运动后，循序渐进地提升运动强度。

脱水

　　脱水，就是指人体过度缺少水分，导致体内环境失常，带来新陈代谢障碍的现象。脱水常发生在炎热天气中的高强度、长时间消耗体力的运动中，足球运动容易导致脱水。

　　脱水可分为急性脱水和慢性脱水。急性脱水是急性疾病（如感染）、剧烈的体育锻炼或中暑造成的过度失水。慢性脱水主要是长期摄入的液体不足导致的。

症状

外表　嘴唇干燥。

感觉　口渴，恶心，想吐，头晕。

机体　出汗减少或不再出汗，有肌肉痉挛和心悸现象。没有频繁排尿现象，尿液颜色深。

诱因

● 高温环境下，补水少，出汗多。

● 生病发生呕吐或腹泻。

● 缺水坏境下，补不到水。

● 出血、病理性多尿、呕吐、腹泻、药物引起的利尿或口服液摄入不足。

预防指导

● 及时治疗原发基础疾病。了解导致脱水的原因，可以有效避免脱水。

● 平时定时适量饮水。不应在人体感到口渴时才摄入水分；也不应一次摄入过多水分，否则可能会造成水中毒。

● 长期处于高温环境下训练时，应做好防晒措施，每 20 分钟补一次水。

● 选择不同饮品。在运动前、运动时、运动后，可适量补充含电解质的运动饮料，不能以高浓度果汁或其他高浓度流质食物代替饮水。

● 注意适当通风。当空气流通不畅时，人体易通过蒸发、呼吸、排尿等非显性出汗方式流失大量体液，从而造成疲劳、口渴等脱水征象。

● 多吃富含水分的果蔬。番茄、胡萝卜、西瓜、柚子和苹果等新鲜水果或蔬菜都可以补充水分，可适当多吃。

处理指导

急性期

- 少量、多次进行补水。

- 补充富含电解质的水分。

- 避开高糖分饮品和含咖啡因饮品。

- 如果脱水严重，可能需要通过静脉输液来补水。

非急性期

- 定时定量饮水。

重返足球运动

- 症状消失，且经医生诊断确认后，才能重返足球运动。

岔气

岔气又叫"急性胸肋痛"，表现为在运动中胸肋部感到疼痛。岔气是由横膈膜的痉挛引起的。横膈膜的收缩和放松使肺部交换空气，如果横膈膜的动力不足，易产生痉挛，发生岔气现象。

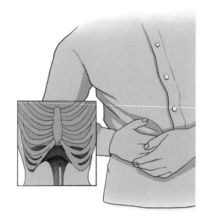

症状

疼 痛 发生岔气时，运动中会感到胸肋痛，停止运动后，痛感消失。

诱因

- 躯干力量弱，不能支持横膈膜有力地收缩和舒张。
- 运动时呼吸过快、过浅。
- 寒冷刺激。
- 准备活动不充分，开始运动时强度提升得过快。

预防指导

- 运动前进行热身活动，运动后进行放松活动。
- 根据身体能力控制开始运动时的速度和强度，让机体有适应的过程。
- 在运动中掌握正确的呼吸方式，保证呼吸深度，不要让冷空气直接进入气道。
- 提升全身基础体能素质。

处理指导

急性期

- 停止运动，拉伸岔气一侧的肌肉。将岔气一侧手臂向头部后方抬起，可以拉伸体侧的腹肌。保持动作 30~60 秒。重复此动作，直至岔气消失。

非急性期

- 加强全身力量训练。一周可进行一至两次力量训练，可以综合蹲跳、平板支撑、俯卧撑、仰卧起坐、弓箭步、单腿摸脚趾、登山者、波比跳、肩上推举等动作。
- 如果经常岔气，需要及时就医。

重返足球运动

- 岔气消失后才能重返足球运动。

第 9 章

损伤康复训练动作

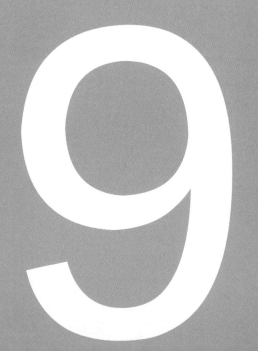

侧抬腿

扫一扫，视频同步学

▶ **练习目的**

增强臀肌力量，拉伸髂腱，有助于前交叉韧带损伤、后交叉韧带损伤的预防和康复。

▶ **主要肌肉**

臀中肌、阔筋膜张肌。

初始姿势

- 身体侧卧于垫上，双脚并拢，一侧手臂垫于头部下方，另一侧手臂撑于胸前。

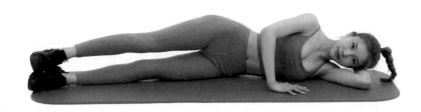

动作过程

- 髋部发力，上侧腿外展至最大限度。
- 保持该姿势 2~3 秒，恢复至初始姿势。重复该动作至规定次数。
- 换对侧腿进行同样的动作。

腿与躯干在同一个平面。

🏃 **小提示**

髋外展时呼气，还原时吸气。动作过程中控制骨盆方向向前。

瑞士球 – 靠墙下蹲

扫一扫，视频同步学

▶ **练习目的**

增强股四头肌力量，有助于前交叉韧带损伤和后交叉韧带损伤的预防和康复。

▶ **主要肌肉**

股四头肌、臀大肌、核心肌群。

初始姿势

- 双脚开立，与肩同宽，脚尖向前。将瑞士球靠在跳箱上，背部抵住球；用中背部与肩胛骨将球固定，双臂自然下垂于体侧。

 小提示

身体上升时呼气，下降时吸气。核心保持收紧。

动作过程

- 慢慢屈髋屈膝下蹲，至大腿与地面平行，形似坐姿，球也随身体往下滚动。
- 保持该姿势 2~3 秒，臀部与腿部发力，回到起始姿势。重复规定次数。

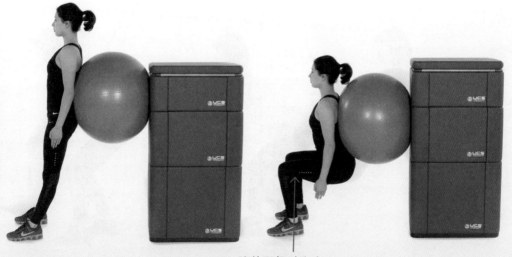

膝盖不超过脚尖。

迷你带向前行走训练

扫一扫，视频同步学

▶ **练习目的**

提升下肢稳定性并强化其力量，有助于髌股关节疼痛、骶髂关节功能障碍、髂腰肌肌腱炎的预防和康复。

▶ **主要肌肉**

臀大肌、臀中肌、股四头肌、核心肌群。

初始姿势

● 身体呈站姿，目视前方，双脚分开与肩同宽，将迷你带环绕于双腿踝关节处，同时屈髋 90 度、屈膝 45 度使躯干前倾，身体成半蹲姿势，双臂屈肘，双手扶于腰间。

动作过程

● 保持躯干和手臂姿势不变，一侧腿向前迈步，之后对侧腿再向前迈步。

● 重复双腿交替向前行走的动作至规定步数、距离或次数。

 小提示

全程保持均匀呼吸；过程中如果大腿感到疼痛，应降低强度或立刻停止。

过程中保持身体稳定。

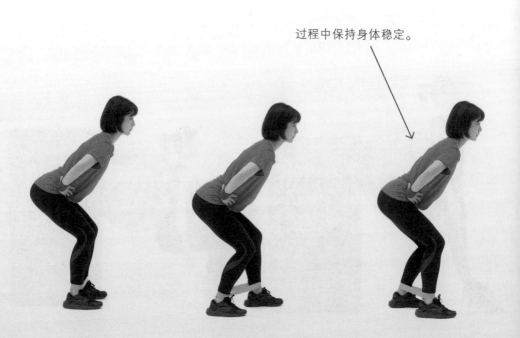

迷你带蚌式训练

扫一扫，视频同步学

▶ 练习目的

加强臀中肌力量，有助于髌股关节疼痛、胫骨结节骨骺炎、髌骨脱位的预防和康复。

▶ 主要肌肉

臀中肌、阔筋膜张肌。

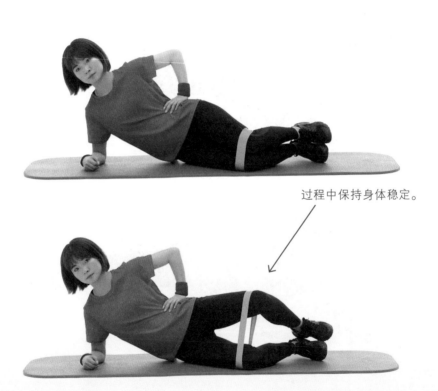

过程中保持身体稳定。

初始姿势

- 身体侧卧于垫上，双腿并拢且屈髋屈膝约至足跟、臀部和躯干成一条直线。将迷你带环绕于膝盖上方，上侧手臂外展且向内屈肘，手扶于腰间；下侧手臂下展且向前屈肘，前臂接触垫面支撑身体，使躯干侧屈抬起。

动作过程

- 保持躯干和下侧腿姿势不变，上侧腿由髋部发力外旋至最大限度。
- 保持该姿势 2~3 秒，恢复至初始姿势。重复该动作至规定次数。
- 换对侧腿进行同样的动作。

💪 小提示

髋部外旋时呼气，还原时吸气；过程中如果臀部或大腿感到疼痛，应降低强度或立刻停止。迷你带环绕于膝关节上方。

泡沫轴滚压大腿内侧训练

▶ **练习目的**

放松大腿内侧肌肉，有助于髋内收肌肌腱炎的预防和康复。

扫一扫，视频同步学

▶ **主要肌肉**

大收肌、短收肌、长收肌、耻骨肌、股薄肌。

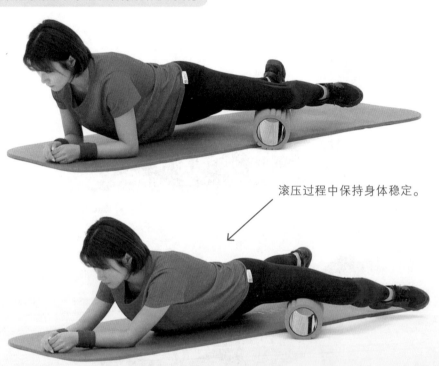

滚压过程中保持身体稳定。

初始姿势

- 身体俯卧于垫上，双腿分开大于肩宽，一侧腿屈膝并向外打开，将泡沫轴置于大腿内侧和垫子之间，另一侧腿脚尖撑地；双臂屈肘，前臂接触垫面支撑身体，胸腹部和腿部不得接触垫面。

动作过程

- 双臂发力辅助身体前后移动，使泡沫轴在大腿内侧滚动。
- 滚动泡沫轴至规定时间。
- 换对侧腿进行同样的放松动作。

🏃 **小提示**

全程保持均匀呼吸；滚压时如果大腿内侧感到疼痛难忍，应降低强度或立刻停止。

泡沫轴 – 侧卧 – 髂胫束放松

▶ 练习目的

放松髂胫束，有助于髂胫束摩擦综合征、胫骨结节骨骺炎的预防和康复。

扫一扫，视频同步学

▶ 主要肌肉

髂胫束及周围肌群。

双手撑地保持平衡，前后滚动泡沫轴，放松膝关节至髋部侧面区域。

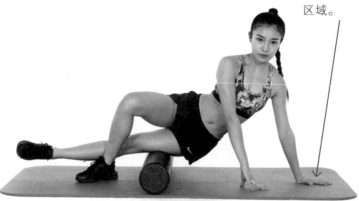

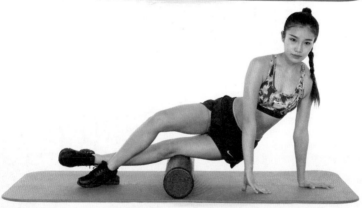

初始姿势

- 身体侧卧于垫上，将泡沫轴置于下侧腿外侧和垫子之间，下侧腿伸展，脚抬离垫面；上侧腿屈髋屈膝，脚置于下侧腿前侧支撑身体。双臂向下伸展，双手接触垫面支撑身体。

动作过程

- 双臂和上侧腿共同发力前后移动身体，使泡沫轴在髂胫束处滚动。
- 滚动泡沫轴至规定时间。
- 换对侧腿进行同样的放松动作。

⚽ **小提示**

全程保持均匀呼吸；滚压时如果大腿外侧感到疼痛难忍，应降低强度或立刻停止。

135

花生球 – 髂胫束放松

▶ **练习目的**

放松髂胫束，有助于髂胫束摩擦综合征的预防和康复。

扫一扫，视频同步学

▶ **主要肌肉**

髂胫束及周围肌群。

小提示

全程保持均匀呼吸；按压时如果大腿外侧感到疼痛难忍，应降低强度或立刻停止。

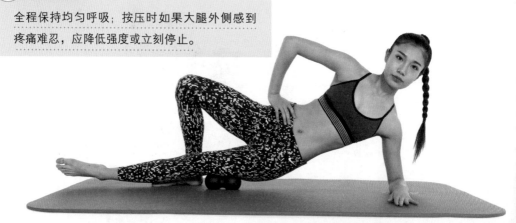

初始姿势

- 身体侧卧于垫上，将花生球置于下侧腿外侧和垫子之间，下侧腿伸展，脚抬离垫面；上侧腿屈髋屈膝，脚置于下侧腿膝关节后侧支撑身体。上侧手臂外展且向内屈肘，手扶于腰间；下侧手臂下展且向前屈肘，前臂接触垫面支撑身体，使躯干侧屈抬起。

动作过程

- 保持身体姿势不变，下侧腿向下施加一定压力，按压髂胫束。
- 保持该姿势至规定时间。
- 换对侧进行同样的动作。

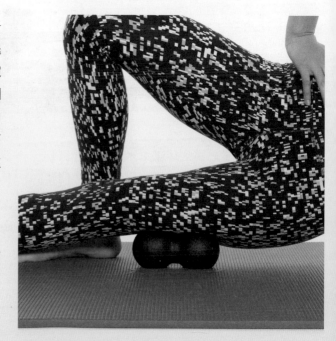

分腿蹲 – 原地

扫一扫，视频同步学

▶ **练习目的**

加强膝关节周围肌肉的力量和提升其稳定性，有助于髌腱炎的预防和康复。

▶ **主要肌肉**

股四头肌、腘绳肌、臀大肌。

初始姿势

- 身体成站姿，躯干直立，目视前方，双脚前后分开约两倍肩宽，双腿伸展，后侧脚足跟抬起，双臂外展并向内屈肘，双手扶于腰间。

全程保持核心收紧，背部挺直。

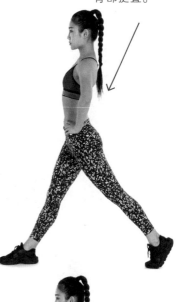

动作过程

- 保持躯干和双臂姿势不变，身体下蹲使前侧腿屈髋屈膝 90 度，后侧腿屈膝 90 度，成弓步姿势。
- 保持该姿势 2~3 秒，恢复至初始姿势。重复该动作至规定次数。
- 换对侧腿进行同样的动作。

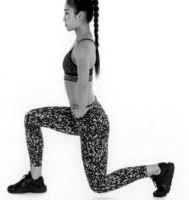

小提示

下蹲时吸气，站起时呼气；过程中如果臀部或大腿感到疼痛，应降低强度或立刻停止。

 其他角度

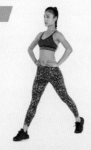 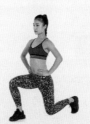

泡沫轴滚压小腿后侧训练

扫一扫，视频同步学

▶ 练习目的

放松小腿后侧肌肉，有助于足部应力性骨折、跟腱炎的预防和康复。

▶ 主要肌肉

腓肠肌、比目鱼肌。

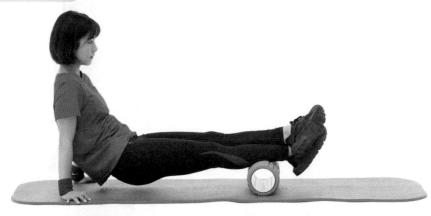

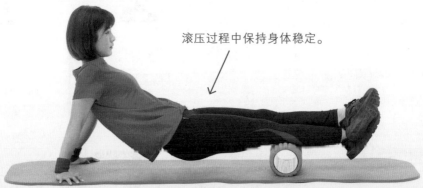

滚压过程中保持身体稳定。

初始姿势

- 身体坐于垫上，将泡沫轴置于一侧小腿后侧和垫子之间，另一侧腿微微抬起，使脚踝叠放在对侧小腿之上，双臂下展，手掌接触垫面，双臂发力撑起躯干，使臀部抬离垫面。

动作过程

- 双臂发力辅助身体前后移动，使泡沫轴在小腿后侧滚动。
- 滚动泡沫轴至规定时间。
- 换对侧腿进行同样的放松动作。

🏃 **小提示**

全程保持均匀呼吸；滚压时如果小腿后侧感到疼痛难忍，应降低强度或立刻停止。

被动拉伸 – 固定式屈膝

扫一扫，视频同步学

▶ 练习目的

拉伸股四头肌，有助于髌腱炎的预防和康复。

▶ 主要肌肉

股四头肌。

初始姿势

- 身体站立于比膝略高的跳箱之前约一步距离，背对跳箱，躯干直立，目视前方。一侧腿向后屈膝抬起小腿至脚背接触箱面，双臂外展且向内屈肘，双手扶于腰间。

动作过程

- 保持躯干和双臂姿势不变，身体缓慢后倾至目标肌肉有一定程度的拉伸感。
- 保持该姿势至规定时间。
- 换对侧进行同样的动作。

小提示

全程保持均匀呼吸；拉伸时如果大腿或膝盖感到疼痛，应降低强度或立刻停止。

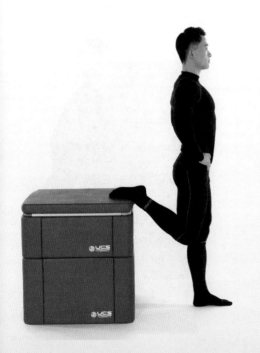

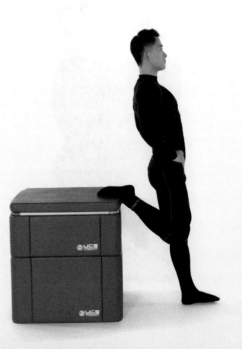

被动拉伸 – 屈膝脚跟按压

▶ 练习目的

拉伸跟腱，有助于跟腱炎的预防和康复。

▶ 主要肌肉

跟腱、比目鱼肌。

 小提示

全程保持均匀呼吸；拉伸时如果小腿感到疼痛，应降低强度或立刻停止。

扫一扫，视频同步学

初始姿势

- 身体站立于约与肩同高的跳箱旁边约一臂距离，侧对跳箱，躯干直立，目视前方。双腿前后分开约一步距离，靠近跳箱的腿在前，同侧手臂上抬，手扶于跳箱之上；远离跳箱的腿在后，同侧手臂外展且向内屈肘，手扶于腰间。

动作过程

- 保持双脚位置不变，身体缓慢下蹲使双腿屈髋屈膝至目标肌肉有一定强度的拉伸感。
- 保持该姿势至规定时间。
- 换对侧进行同样的动作。

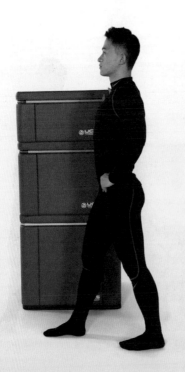

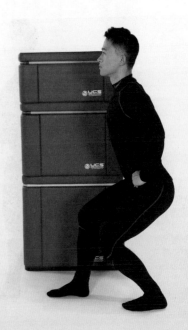

落地缓冲原地主动降重心训练

扫一扫，视频同步学

▶ **练习目的**

强化下肢整体功能，有助于髌腱炎、踝关节扭伤、踝关节骨关节病的预防和康复。

▶ **主要肌肉**

臀大肌、股四头肌、腘绳肌、腓肠肌、比目鱼肌。

初始姿势

● 身体成直立站姿，目视前方，双脚分开与肩同宽，双臂上举，双手掌心相对。

小提示

下蹲时呼气，还原时吸气；过程中如果腿部感到疼痛，应降低强度或立刻停止。

动作过程

● 保持双脚位置不变，迅速屈髋 90 度、屈膝 45 度使躯干前倾，身体成半蹲的落地缓冲姿势，同时双臂快速向下、向后摆动至臀部两侧。

● 保持该姿势 2~3 秒，恢复至初始姿势。重复该动作至规定次数。

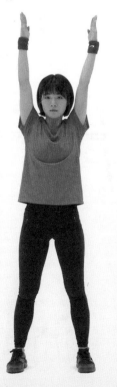

动作过程中保持身体稳定。

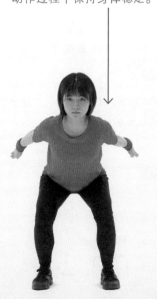

141

椅式 – 架腿压

扫一扫，视频同步学

▶ **练习目的**

拉伸腘绳肌，有助于髌腱炎的预防和康复。

▶ **主要肌肉**

腘绳肌。

初始姿势

● 身体站于约半米远的椅子之前，躯干直立，目视前方。一侧腿单独支撑身体，另一侧腿屈髋抬起，将脚跟置于椅面之上，双臂略屈，双手扶于屈髋腿的大腿前侧。

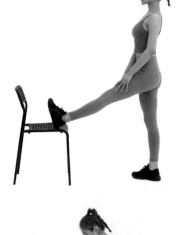

动作过程

● 保持腿部姿势不变，屈髋使躯干下俯，同时双手交叠于屈髋腿膝盖上方并下压至目标肌肉有一定程度的拉伸感。

● 保持该姿势至规定时间。

● 换对侧腿进行同样的动作。

不要过度拉伸，保持膝盖自然伸直。

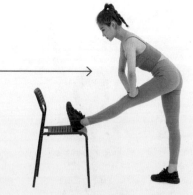

 小提示

全程保持均匀呼吸；过程中如果大腿感到疼痛，应降低强度或立刻停止。

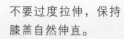 其他角度

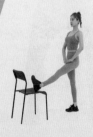 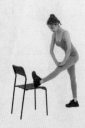

瑞士球 – 单腿下蹲

扫一扫，视频同步学

◆ **练习目的**

强化股四头肌力量，有助于半月板损伤的预防和康复。

◆ **主要肌肉**

股四头肌、臀大肌、核心肌群。

初始姿势

- 身体站立于瑞士球前，背对瑞士球，躯干直立，目视前方。一侧腿伸展支撑身体，另一侧腿屈髋抬起约 45 度，双臂外展并向内屈肘，双手扶于腰间。

动作过程

- 保持单腿支撑姿势不变，支撑腿屈髋屈膝约 90 度下蹲至臀部接触瑞士球表面。
- 保持该姿势 2~3 秒，恢复至初始姿势。重复该动作至规定次数。
- 换对侧腿进行同样的动作。

> **小提示**
>
> 身体下蹲时吸气，上升时呼气；过程中如果臀部或大腿感到疼痛，应降低强度或立刻停止。

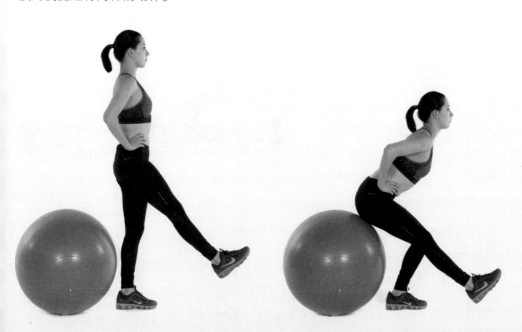

仰卧直抬腿

▶ 练习目的

强化大腿肌肉力量，有助于前交叉韧带损伤、胫骨结节骨骺炎、后交叉韧带损伤的预防和康复。

▶ 主要肌肉

股四头肌、髂腰肌。

初始姿势

● 身体仰卧于垫上，目视上方，双腿并拢，双臂
  伸展于体侧，双手成掌，掌心朝上。

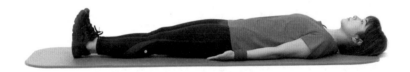

动作过程

● 保持上身和一侧腿姿势不变，另一侧腿向上伸
  展抬起至与垫面约呈 30 度。

● 保持该姿势 2~3 秒，恢复至初始姿势。重复该
  动作至规定次数。

● 换对侧腿进行同样的抬腿动作。

腿在抬起的过程中始
终保持伸展，膝关节
不要屈曲。

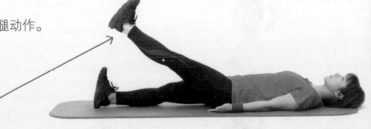

🏃 小提示

抬腿时呼气，还原时吸气；过程中如果大腿或
臀部感到疼痛，应降低强度或立刻停止。

弹力带 - 俯卧 - 单侧屈膝

扫一扫，视频同步学

▶ **练习目的**

强化大腿肌肉力量，有助于后交叉韧带损伤的预防和康复。

▶ **主要肌肉**

腘绳肌。

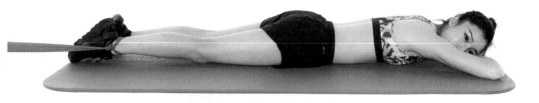

保持核心收紧，背部平直，大腿不要离开垫面。

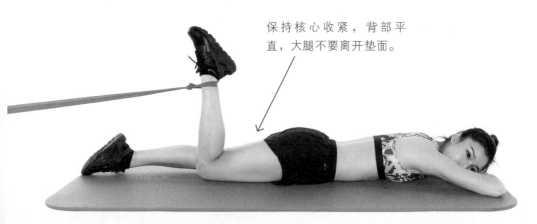

初始姿势

- 身体俯卧于垫上，双腿并拢，双臂上举屈肘，手掌交叠置于头部和垫面之间。将弹力带一端固定于一侧脚踝关节处，弹力带另一端固定于脚后同等高度的位置，保持弹力带有一定张力但不紧绷。

动作过程

- 保持躯干姿势不变，固定弹力带的腿大腿后侧发力使脚抬起至大小腿之间呈 90 度。
- 保持该姿势 2~3 秒，恢复至初始姿势。重复该动作至规定次数。
- 换对侧腿进行同样的屈膝动作。

> 👟 **小提示**
>
> 屈膝时呼气，伸膝时吸气；过程中如果大腿感到疼痛，应降低强度或立刻停止。

俯卧扭转 – 股四头肌拉伸

扫一扫，视频同步学

▶ 练习目的

拉伸股四头肌，拉伸髌腱，有助于内侧副韧带损伤的预防和康复。

▶ 主要肌肉

股四头肌、髂腰肌。

初始姿势

- 身体俯卧于垫上，双脚分开与肩同宽，双臂侧平展，双手成掌，掌心向下。

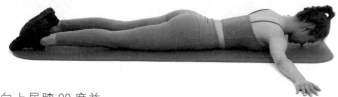

动作过程

- 保持双臂姿势不变，一侧腿向上屈膝 90 度并向对侧旋转至脚掌完全触地。
- 保持该姿势至规定时间。
- 换对侧腿部进行同样的拉伸动作。

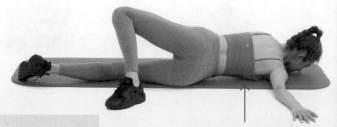

躯干尽量不要离开垫面。

🏃 **小提示**

全程保持均匀呼吸；拉伸时如果大腿感到疼痛，应降低强度或立刻停止。

其他角度

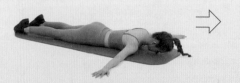

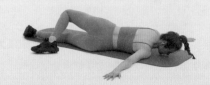

被动拉伸 – 坐式足部按摩

▶ 练习目的

放松足底，有助于足部应力性骨折、足底筋膜炎的预防和康复。

扫一扫，视频同步学

▶ 主要肌肉

足底筋膜。

初始姿势

● 身体坐于与膝盖同高的跳箱之上，一侧腿自然
屈膝支撑，另一侧腿上抬屈膝，将脚踝置于对
侧腿膝盖之上，双臂前展，双手握住上抬腿的
脚背，用拇指按压于足弓。

小提示

全程保持均匀呼吸；按摩时如果足弓
感到疼痛，应降低强度或立刻停止。

动作过程

● 保持身体姿势不变，拇指略微施力并来回按摩。

● 按摩至规定时间。

● 换对侧脚进行同样的按摩动作。

躯干尽量保持直立，
不要弯腰弓背。

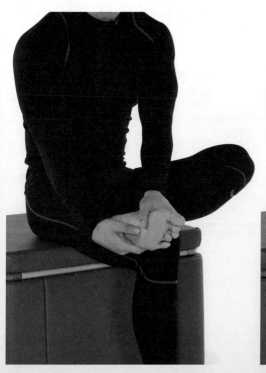
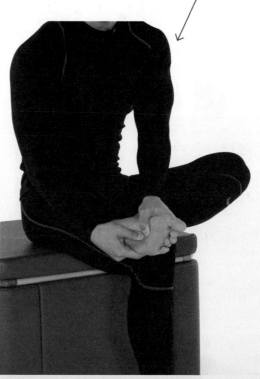

筋膜球 - 足底筋膜放松

▶ 练习目的

放松足底，有助于跖肌腱损伤、足部应力性骨折、足底筋膜炎的预防和康复。

扫一扫，视频同步学

▶ 主要肌肉

足底筋膜。

身体放松，利用身体重量下压。

小提示

全程保持均匀呼吸；滚压时如果足底感到疼痛难忍，应降低强度或立刻停止。

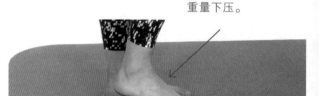

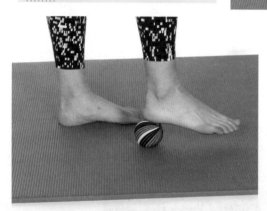

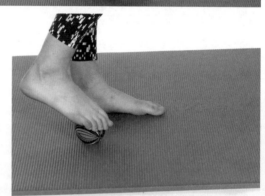

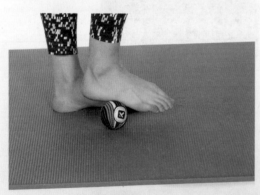

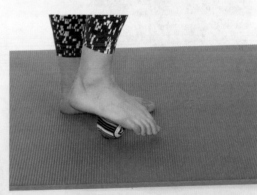

初始姿势

- 身体站立于垫上，躯干直立，目视前方，一侧腿略屈髋屈膝，将筋膜球置于足底与垫子之间。

动作过程

- 保持身体姿势不变，脚向前、后、左、右移动，使筋膜球在足底滚动。
- 滚动筋膜球至规定时间。
- 换对侧脚进行同样的放松动作。

BOSU 球 – 稳定落地

扫一扫，视频同步学

▶ **练习目的**

强化下肢整体功能，有助于半月板损伤、前交叉韧带损伤、髌股关节疼痛的预防和康复。

▶ **主要肌肉**

下肢稳定肌群。

 小提示

全程保持均匀呼吸；过程中如果腿部感到疼痛，应降低强度或立刻停止。

初始姿势

- 身体直立面对 BOSU 球站立，距离 BOSU 球约 10 厘米，目视前方，双脚分开与肩同宽，双臂自然垂于体侧。

动作过程

- 身体屈髋屈膝成准备跳跃姿势，同时双臂向后摆动至臀部两侧。

- 双腿发力使身体直立，迅速向上、向前跳至 BOSU 球上，同时双臂快速向前摆动，当双脚落于 BOSU 球上时，身体迅速屈髋屈膝成缓冲姿势。保持落地缓冲姿势 2~3 秒，身体恢复直立。

- 恢复至初始姿势。重复该动作至规定次数。

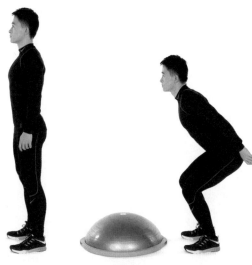

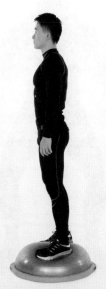

起跳时双腿不要膝内扣，落在 BOSU 球上时保持身体整体稳定。

迷你带－半蹲－侧向走

扫一扫，视频同步学

▶ **练习目的**

强化臀部肌肉力量，有助于髂胫束摩擦综合征、内侧副韧带损伤的预防和康复。

▶ **主要肌肉**

臀部肌群、股四头肌、核心肌群。

初始姿势

- 身体成站姿，目视前方，双臂屈肘，双手置于胸前，双脚分开约一步距离，将迷你带环绕于小腿处，双腿屈膝半蹲，躯干略前倾。

小提示

全程保持均匀呼吸；过程中如果臀部或腿部感到疼痛，应降低强度或立刻停止。

动作过程

- 保持屈髋屈膝的姿势，一侧腿向外侧横向迈步，同时同侧手臂后摆、对侧手臂前摆，之后对侧腿向内侧横向迈步，同时同侧手臂后摆、对侧手臂前摆。

- 重复该动作至规定步数、距离或次数。

- 换对侧方向进行同样的侧向走动作。

注意核心收紧，在整个动作过程中，背部不要出现屈曲，保持躯干整体稳定、迷你带处于拉紧的状态。

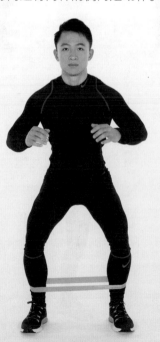

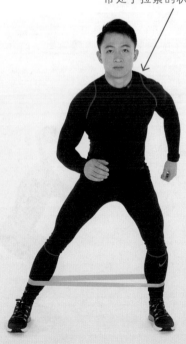

泡沫轴 – 仰卧 – 背部放松

扫一扫，视频同步学

▶ 练习目的

放松背部肌群，有助于腰部扭伤或拉伤的预防和康复。

▶ 主要肌肉

背部肌群。

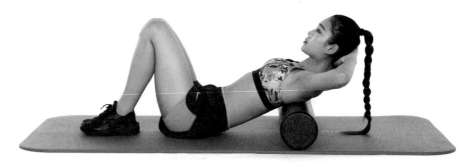

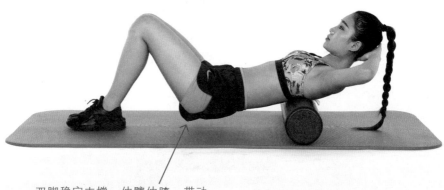

双脚稳定支撑，伸髋伸膝，带动躯干前后滚动泡沫轴。

初始姿势

- 身体仰卧于垫上，将泡沫轴置于上背部和垫子之间，双腿屈髋屈膝，双脚脚掌接触垫面，双臂上展且双肘内屈，双手交叠扶于脑后。

动作过程

- 髋部向上抬离垫面，双腿发力辅助身体前后移动，使泡沫轴在背部滚动。
- 滚动泡沫轴至规定时间。

🏃 小提示

全程保持均匀呼吸；滚压时如果背部感到疼痛难忍，应降低强度或立刻停止。

半轴－单脚站立

扫一扫，视频同步学

▶ **练习目的**

提升下肢稳定性，有助于踝关节扭伤的预防和康复。

▶ **主要肌肉**

腓肠肌、比目鱼肌、胫骨前肌、臀大肌、股四头肌、腘绳肌、核心肌群。

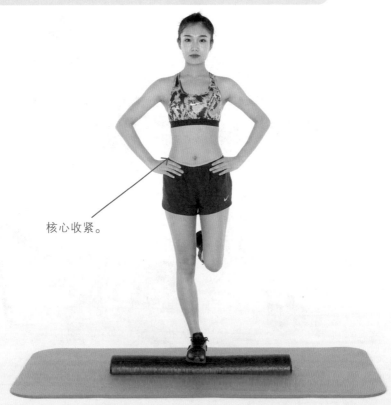

核心收紧。

初始姿势

- 将泡沫半轴曲面朝上置于垫上，身体站立于泡沫半轴上，目视前方。一侧腿单独支撑身体，另一侧腿向后屈膝90度，双臂外展并向内屈肘，双手扶于腰间。

动作过程

- 保持该姿势至规定时间。
- 换对侧腿进行同样的动作。

⚽ **小提示**

全程保持均匀呼吸；过程中如果下肢感到疼痛或站立不稳，应降低强度或立刻停止。

瑞士球 – 药球 – 俄罗斯旋转

扫一扫，视频同步学

▶ **练习目的**

增强腹部肌肉力量和提升腰部稳定性，有助于腰部扭伤或拉伤的预防和康复。

▶ **主要肌肉**

腹内斜肌、腹外斜肌。

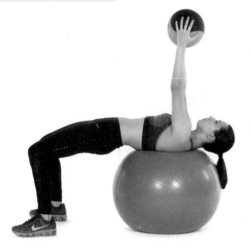

初始姿势

- 身体仰卧于瑞士球上，背部与瑞士球接触，躯干和髋关节伸展，目视上方。双腿屈膝 90 度，双脚脚掌接触地面，双臂向上伸展，双手握住药球。

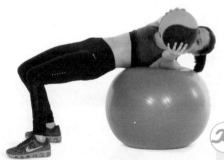

动作过程

- 保持下身姿势不变，腹部发力使躯干向一侧旋转，同时双臂随之旋转至平行于地面。
- 保持该姿势 2~3 秒，恢复至初始姿势。重复该动作至规定次数。
- 换对侧进行同样的动作。

小提示

躯干向一侧旋转时呼气，还原时吸气；过程中如果腹部感到疼痛，应降低强度或立刻停止。

其他角度

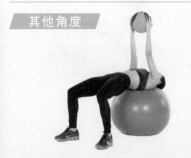

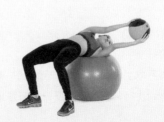

瑞士球－仰卧－勾腿

▶ **练习目的**

加强腘绳肌、臀大肌和核心肌群力量，有助于腘绳肌拉伤的预防和康复。

扫一扫，视频同步学

▶ **主要肌肉**

腘绳肌、臀大肌、核心肌群。

初始姿势

- 身体仰卧于垫上，双腿屈髋抬起，双脚分开与髋同宽，将瑞士球置于小腿后侧与垫面之间，双臂置于体侧外展约 30度，双手掌心紧贴垫面。

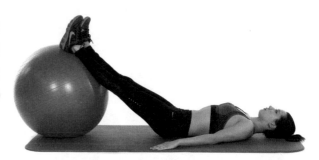

动作过程

- 保持双臂姿势不变，臀部收缩，髋部抬起，使双腿和躯干成一条直线。
- 保持该姿势 2~3 秒。
- 保持双臂姿势不变，双腿屈膝约 90 度，同时足跟将瑞士球向臀部滚动至脚掌接触球面。
- 保持该姿势 2~3 秒。
- 恢复至初始姿势。重复该动作至规定次数。

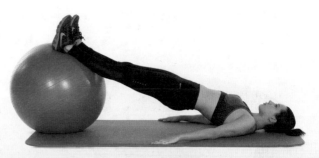

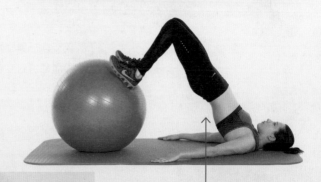

🏃 **小提示**

勾腿时呼气，还原时吸气；过程中如果臀部或大腿感到疼痛，应降低强度或立刻停止。

核心收紧，背部平直。

154

弹力带 - 站姿 - 双肩外旋

扫一扫，视频同步学

▶ 练习目的

增强肩部肌肉力量，有助于肩关节脱位、肩锁关节脱位、锁骨骨折的预防和康复。

▶ 主要肌肉

三角肌、小圆肌、冈下肌。

初始姿势

- 身体成直立站姿，目视前方，双脚分开与肩同宽，双臂前屈肘 90 度，双手紧握弹力带的两端，保持弹力带有一定张力但不紧绷。

动作过程

- 保持躯干和腿部姿势不变，肩关节外旋，使前臂以上臂为轴外旋 45 度。
- 保持该姿势 2~3 秒。
- 恢复至初始姿势。重复该动作至规定次数。

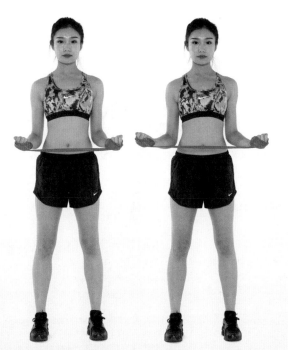

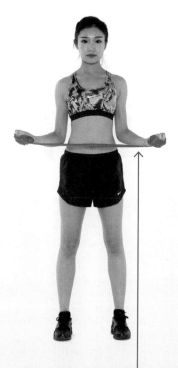

核心收紧，保持肘关节位置不动。

 小提示

外旋时呼气，还原时吸气；过程中如果肩部感到疼痛，应降低强度或立刻停止。

155

弹力带 – 站姿 – 双脚提踵

扫一扫，视频同步学

▶ **练习目的**

加强小腿三头肌力量，有助于跗肌腱损伤、踝关节扭伤、跟腱炎、踝关节骨关节病的预防和康复。

▶ **主要肌肉**

腓肠肌、比目鱼肌。

初始姿势

● 身体成直立站姿，目视前方，双腿并拢，双臂自然下垂，将弹力带中间置于双脚前脚掌之下，双手紧握弹力带的两端，保持弹力带有一定张力但不紧绷。

小提示

提踵时呼气，恢复时吸气；过程中如果脚踝或小腿感到疼痛，应降低强度或立刻停止。

动作过程

● 保持躯干姿势不变，小腿后侧发力使双脚足跟向上抬起至最大限度。

● 保持该姿势 2~3 秒，恢复至初始姿势。重复该动作至规定次数。

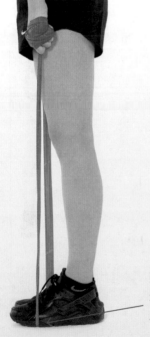

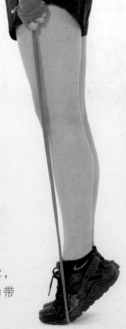

弹力带位置在前脚掌，避免抬起足跟时弹力带脱落。

弹力带 – 坐姿 – 伸腕练习

扫一扫，视频同步学

▶ **练习目的**

增强腕关节伸展力量，有助于手指损伤、腕关节扭伤、守门员拇指的预防和康复。

▶ **主要肌肉**

桡侧腕伸肌、尺侧腕伸肌。

初始姿势

- 身体坐于与膝盖同高的椅子之上，躯干前倾约 45 度，双腿自然屈膝 90 度支撑身体。双膝分开与髋同宽，双脚前后略微分开，弹力带一端踩于前侧脚下，弹力带另一端握于同侧手中，拳心向下，保持弹力带有一定张力但不紧绷。握住弹力带侧手臂前屈肘，肘关节置于膝关节之上，对侧手臂向内屈肘，手扶于膝盖之上。

动作过程

- 保持身体姿势不变，握住弹力带侧手臂前臂发力使腕关节向上屈曲至最大限度。

- 保持该姿势 2~3 秒，恢复至初始姿势。重复该动作至规定次数。

- 换对侧进行同样的动作。

小提示

伸腕时呼气，还原时吸气；过程中如果手腕感到疼痛，应降低强度或立刻停止。

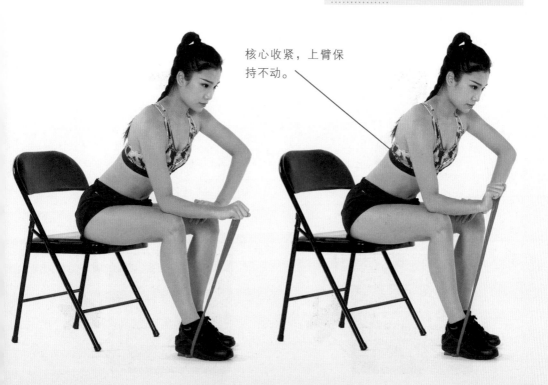

核心收紧，上臂保持不动。

弹力带 – 坐姿 – 单侧踝背屈

▶ **练习目的**

加强踝关节背屈力量，有助于半月板损伤、踝关节扭伤、踝关节骨关节病的预防和康复。

▶ **主要肌肉**

胫骨前肌。

初始姿势

- 身体坐于约与腰部同高的跳箱之上，躯干直立，目视前方，双腿屈髋屈膝，小腿自然下垂，双臂下展，双手扶于跳箱边缘。将弹力带一端固定于一侧脚前脚掌处且踝关节跖屈约 90 度，弹力带另一端固定于跳箱底部，保持弹力带有一定张力但不紧绷。

动作过程

- 保持躯干姿势不变，小腿前侧发力，踝关节背屈使前脚掌向上拉伸弹力带至最大限度。

- 保持该姿势 2~3 秒，恢复至初始姿势。重复该动作至规定次数。

- 换对侧进行同样的动作。

扫一扫，视频同步学

🏃 **小提示**

背屈时呼气，还原时吸气；过程中如果脚踝感到疼痛，应降低强度或立刻停止。踝背屈 30 度。

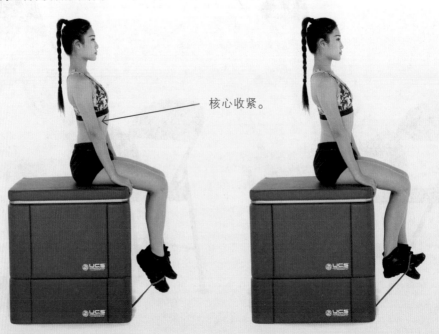

核心收紧。

弹力带 – 仰卧 – 卷腹

扫一扫，视频同步学

▶ 练习目的

增强腹部肌肉力量，有助于髋股关节疼痛、椎间盘突出、骶髂关节功能障碍的预防和康复。

▶ 主要肌肉

腹直肌。

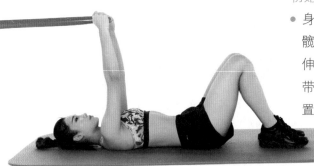

初始姿势

- 身体仰卧于垫上，目视上方，双腿屈髋屈膝，双脚脚掌接触垫面。双臂上伸，双手分别握住弹力带两端，弹力带中间固定于头部后方与手同高的位置，保持弹力带有一定张力但不紧绷。

动作过程

- 保持下身姿势不变，腹部发力使躯干向上抬起至最大限度，同时尽量保持手臂与躯干角度不变，使手臂随躯干运动而向前拉伸弹力带。

- 保持该姿势2~3秒，恢复至初始姿势。重复该动作至规定次数。

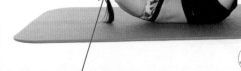

核心收紧，颈部不要发力。

🏃 **小提示**

卷腹时呼气，还原时吸气；过程中如果腹部感到疼痛，应降低强度或立刻停止。仰卧，腹部微屈。

其他角度

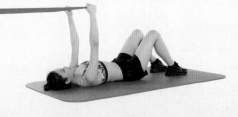 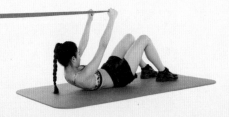

弹力带 – 侧卧 – 单侧伸膝

▶ **练习目的**

加强膝关节周围肌肉的力量和提升其稳定性，有助于前交叉韧带损伤、髌股关节疼痛的预防和康复。

▶ **主要肌肉**

股四头肌。

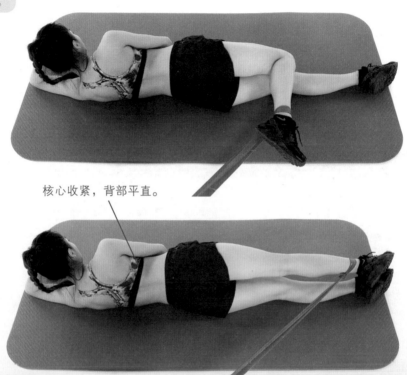

核心收紧，背部平直。

初始姿势

- 身体侧卧于垫上，下侧腿伸展，上侧腿屈膝 90 度，将弹力带一端固定于上侧脚踝处，弹力带另一端固定于身后同等高度的位置，保持弹力带有一定张力但不紧绷。下侧上臂接触垫面，用手支撑头部，上侧手臂向内屈肘，手掌置于胸前，掌心接触垫面。

动作过程

- 保持躯干和手臂姿势不变，上侧腿发力使膝关节完全伸展，双腿并拢。
- 保持该姿势 2~3 秒，恢复至初始姿势。重复该动作至规定次数。
- 换对侧腿进行同样的伸膝动作。

小提示

伸膝时呼气，还原时吸气；过程中如果大腿感到疼痛，应降低强度或立刻停止。

垫步跳 – 横向

扫一扫，视频同步学

▶ **练习目的**

强化下肢整体功能，有助于半月板损伤、前交叉韧带损伤、髌股关节疼痛的预防和康复。

▶ **主要肌肉**

臀大肌、股四头肌、腘绳肌、腓肠肌、比目鱼肌、胫骨前肌。

初始姿势

- 身体成直立站姿，目视前方，双腿并拢，双臂自然垂于体侧。

动作过程

- 身体向上跳起，重心向一侧移动，同侧腿屈髋屈膝 90 度随身体一同移动，另一侧腿向外展髋，脚尽量保持在初始位置原地跳起，落地时双腿成侧弓步姿势，双臂随之自然摆动。

- 屈膝腿伸髋伸膝，外展腿内收并步。然后重复该动作至规定次数。

- 换对侧方向进行同样的动作。

小提示

全程保持均匀呼吸；过程中如果臀部或腿部感到疼痛，应降低强度或立刻停止。

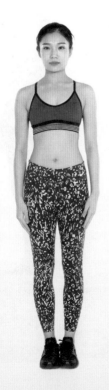

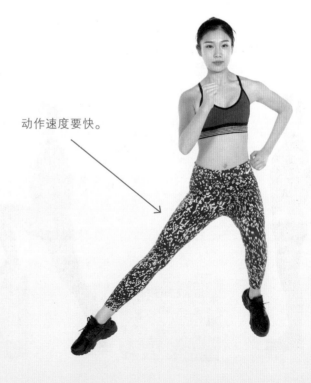

动作速度要快。

161

跳箱 – 跨步上

扫一扫，视频同步学

▶ **练习目的**

提升下肢稳定性，有助于半月板损伤、前交叉韧带损伤、髌股关节疼痛的预防和康复。

▶ **主要肌肉**

臀大肌、股四头肌、腘绳肌、腓肠肌、比目鱼肌、胫骨前肌。

初始姿势

● 身体直立面对与膝等高的跳箱站立，距离跳箱约一步距离，目视前方，双腿并拢，双臂向内屈肘，双手扶于腰间。

动作过程

● 保持躯干和双臂姿势不变，重心前移，一侧腿屈髋屈膝使脚踏于跳箱之上，另一侧腿略微前倾。

● 保持躯干和双臂姿势不变，前侧腿发力伸髋伸膝使身体站于跳箱之上，同时对侧腿屈髋屈膝约 90 度。

● 保持该姿势 2~3 秒，恢复至初始姿势。重复该动作至规定次数。

● 换对侧腿进行同样的动作。

 小提示

跨步上跳箱时呼气，还原时吸气；过程中如果臀部或腿部感到疼痛，应降低强度或立刻停止。

核心收紧，背部平直，膝关节不要超过脚尖。

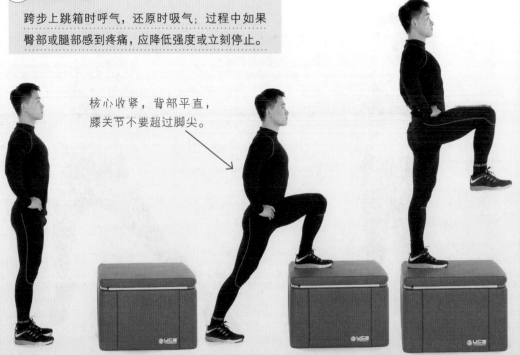

哑铃 - 行走弓步

扫一扫，视频同步学

▶ **练习目的**

强化下肢力量，有助于半月板损伤、前交叉韧带损伤、髌股关节疼痛的预防和康复。

▶ **主要肌肉**

臀大肌、股四头肌、腘绳肌、腓肠肌、比目鱼肌。

初始姿势

- 身体成直立站姿，目视前方，双脚分开与肩同宽，双臂自然垂于体侧，双手各握一个哑铃，拳心向内。

动作过程

- 保持躯干和双臂姿势不变，一侧腿屈髋屈膝 90 度并向前跨出一大步，另一侧腿略微屈膝，脚跟抬起成弓步姿势，躯干下压至大腿及髋部前侧肌群有中等强度拉伸感。
- 保持该姿势 2~3 秒。
- 换对侧腿进行同样的弓步行走动作。
- 保持该姿势 2~3 秒。
- 重复该动作至规定次数或距离。

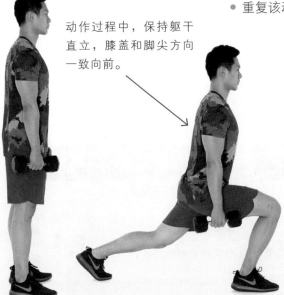

动作过程中，保持躯干直立，膝盖和脚尖方向一致向前。

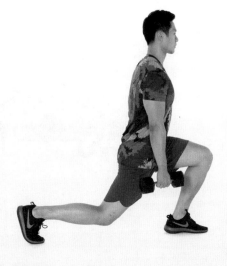

🏃 **小提示**

下蹲时吸气，站起时呼气；过程中如果臀部或腿部感到疼痛，应降低强度或立刻停止。

哑铃 – 仰卧 – 推举 – 飞鸟

扫一扫，视频同步学

▶ **练习目的**

增强胸部肌肉力量，有助于肩关节脱位、肩锁关节脱位的预防和康复。

▶ **主要肌肉**

胸大肌。

初始姿势

● 身体仰卧于训练椅上，目视上方，双腿屈膝，双脚着地。双脚分开与肩同宽，脚掌着地支撑身体，双臂外展且向内屈肘，使上臂垂直于躯干、前臂垂直于地面，双手各握一个哑铃，拳心朝向腿部方向。

动作过程

● 保持躯干和腿部姿势不变，胸大肌发力使双臂向上伸展至垂直于地面，拳心朝向腿部方向。

● 保持该姿势 2~3 秒。

● 保持躯干和腿部姿势不变，双臂恢复至初始姿势，拳心变为朝内。

● 保持躯干和腿部姿势不变，胸大肌发力使双臂向上伸展至垂直于地面，拳心朝内。

● 保持该姿势 2~3 秒。

● 恢复至初始姿势。重复该动作至规定次数。

> **小提示**
>
> 举起时呼气，还原时吸气；过程中如果肩部或手臂感到疼痛，应降低强度或立刻停止。

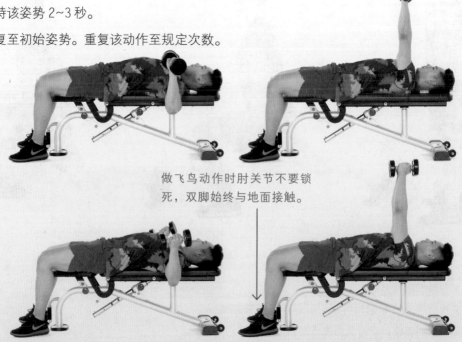

做飞鸟动作时肘关节不要锁死，双脚始终与地面接触。

哑铃 – 坐姿 – 双臂锤式推举

扫一扫，视频同步学

▶ **练习目的**

增强肩部肌肉力量，有助于肩关节脱位、肩锁关节脱位的预防和康复。

▶ **主要肌肉**

三角肌。

初始姿势

- 身体坐于训练椅上，躯干直立，目视前方，双脚分开与肩同宽，双腿自然屈膝 90 度支撑身体，双臂前举且向内屈肘，双手各握一个哑铃，拳心相对。

动作过程

- 保持躯干和腿姿势不变，双臂向上伸展至垂直于地面。
- 保持该姿势 2~3 秒，恢复至初始姿势。重复该动作至规定次数。

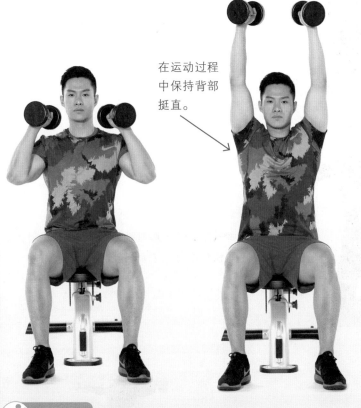

在运动过程中保持背部挺直。

其他角度

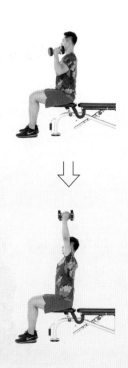

小提示

推举时呼气，还原时吸气；过程中如果肩部或手臂感到疼痛，应降低强度或立刻停止。

哑铃－跪姿－双臂侧平举

扫一扫，视频同步学

▶ 练习目的

增强肩部肌肉力量，有助于肩关节脱位、肩锁关节脱位的预防和康复。

▶ 主要肌肉

三角肌中束。

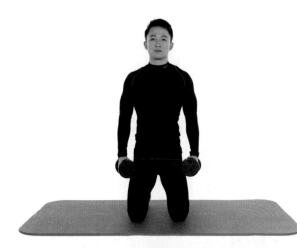

初始姿势

- 身体跪于垫上，躯干直立，目视前方，双腿屈膝 90 度使大腿、髋部与躯干成一条直线，膝盖分开与髋同宽，双臂自然垂于体侧，双手各握一个哑铃，拳心相对。

动作过程

- 保持躯干和腿部姿势不变，肩关节中部发力使双臂侧平举至平行于地面。
- 保持该姿势 2~3 秒，恢复至初始姿势。重复该动作至规定次数。

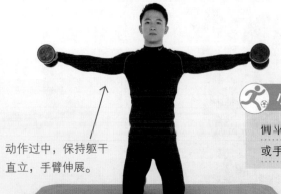

动作过中，保持躯干直立，手臂伸展。

小提示

侧平举时呼气，还原时吸气，过程中如果肩部或手臂感到疼痛，应降低强度或立刻停止。

其他角度

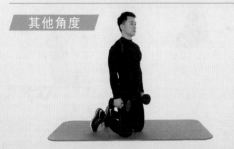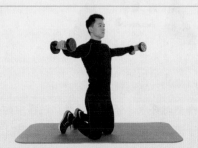

哑铃 – 上台阶提踵

扫一扫，视频同步学

▶ **练习目的**

提升下肢稳定性，有助于半月板损伤、前交叉韧带损伤、髌股关节疼痛的预防和康复。

▶ **主要肌肉**

腓肠肌、比目鱼肌。

初始姿势

- 身体直立，面对略低于膝的跳箱站立，距离跳箱约一步距离，目视前方，双腿并拢，双臂自然垂于体侧，双手各握一个哑铃，拳心相对。

动作过程

- 保持躯干和双臂姿势不变，一侧腿屈髋屈膝使脚踏于跳箱之上，接着前侧小腿三头肌发力伸髋伸膝使身体重心前移并站于跳箱之上，同时脚跟抬起，前脚掌支撑身体，对侧腿屈髋屈膝至小腿大致平行于地面。

- 保持该姿势 2~3 秒，恢复至初始姿势。重复该动作至规定次数。

- 换对侧腿进行同样的动作。

🏃 **小提示**

提踵时呼气，还原时吸气；过程中如果臀部或腿部感到疼痛，应降低强度或立刻停止。

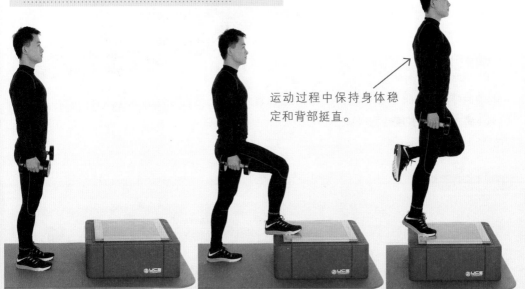

运动过程中保持身体稳定和背部挺直。

单腿 - 屈膝卷腹

扫一扫，视频同步学

▶ **练习目的**

增强腹部肌肉力量，有助于髋股关节疼痛、椎间盘突出、骶髂关节功能障碍的预防和康复。

▶ **主要肌肉**

腹直肌。

初始姿势

● 身体仰卧于垫上，目视上方，双臂置于体侧并向内屈肘，双手置于臀部与垫子之间，一侧腿伸展，另一侧腿屈髋屈膝。

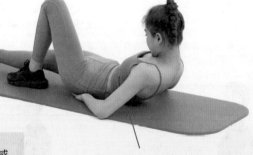

动作过程

● 保持下身姿势不变，腹部发力使躯干向上抬起至最大限度。

● 保持该姿势 2~3 秒，恢复至初始姿势。重复该动作至规定次数。

● 换对侧腿屈髋屈膝，进行同样的卷腹动作。

🏃 **小提示**

卷腹时呼气，还原时吸气；过程中如果腹部感到疼痛，应降低强度或立刻停止。

核心收紧，腹部发力，向上卷腹时，伸直腿不要抬离地面。

其他角度

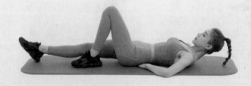

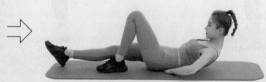

直臂 – 平板支撑

扫一扫，视频同步学

▶ **练习目的**

提升核心稳定性，有助于椎间盘突出、腰部扭伤或拉伤、肋骨骨折、肩关节脱位、肩锁关节脱位、锁骨骨折的预防和康复。

▶ **主要肌肉**

腹直肌、腹内斜肌、腹外斜肌、竖脊肌。

全程保持核心收紧，背部挺直，肩、髋、踝关节始终在一条直线上。

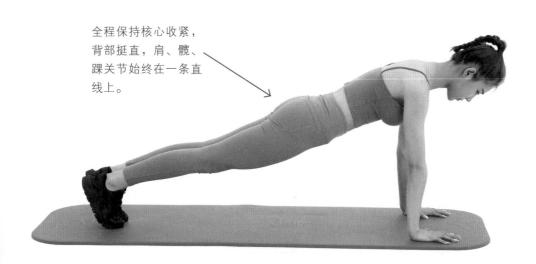

初始姿势

- 身体俯卧于垫上，双臂下展，双手成掌，掌心接触垫面支撑身体，双腿并拢，脚跟抬起，脚尖撑地，使头部、颈部、躯干和腿部成一条直线。

动作过程

- 保持该姿势至规定时间。

其他角度

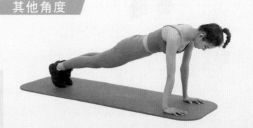

🏃 **小提示**

全程保持均匀呼吸；过程中如果腹部感到疼痛，应降低强度或立刻停止。

侧腹部拉伸

扫一扫，视频同步学

▶ **练习目的**

提升躯干柔韧性，有助于椎间盘突出、腰部扭伤或拉伤的预防和康复。

▶ **主要肌肉**

腰方肌、腹内斜肌、腹外斜肌。

初始姿势

- 身体成站姿，躯干直立，目视前方，一侧腿向对侧屈髋使脚置于对侧脚的外侧，双腿成交叠状态，双臂向上伸展，双手成掌，掌心相贴。

动作过程

- 保持下身姿势不变，躯干侧屈至腰方肌有中等强度拉伸感。
- 保持该姿势 2~3 秒，恢复至初始姿势。重复该动作至规定次数。
- 换对侧方向进行同样的动作。

重点体会侧腹部和腰方肌的拉伸。

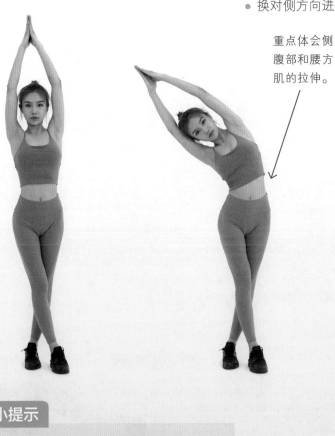

其他角度

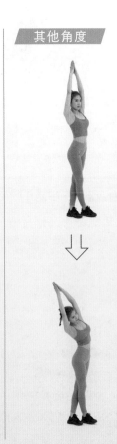

 小提示

全程保持均匀呼吸；拉伸时如果腰腹部感到疼痛，应降低强度或立刻停止。

侧向平板支撑

扫一扫，视频同步学

▶ 练习目的

提升核心稳定性，有助于椎间盘突出的预防和康复。

▶ 主要肌肉

腹内斜肌、腹外斜肌、腹直肌、肩部肌群。

动作过程中，保持身体平衡，使身体成一条直线。

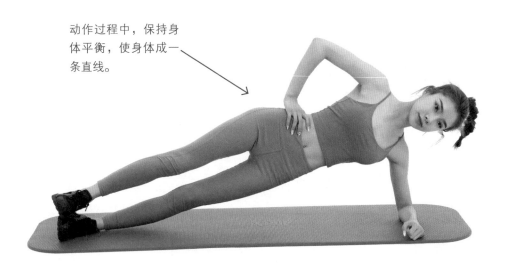

初始姿势

- 身体侧卧于垫上，下侧手臂下展屈肘，前臂接触垫面支撑身体，上侧手臂外展屈肘，手扶于腰间，双脚叠放，使头部、颈部、躯干和腿部成一条直线。

动作过程

- 保持该姿势至规定时间。
- 换对侧进行同样的动作。

🏃 小提示

全程保持均匀呼吸；过程中如果腹部或肩部感到疼痛，应降低强度或立刻停止。

站姿 – 背部拉伸

扫一扫，视频同步学

▶ **练习目的**

提升躯干柔韧性，有助于椎间盘突出、腰部扭伤或拉伤的预防和康复。

▶ **主要肌肉**

腰方肌、腹内斜肌、腹外斜肌。

初始姿势

● 身体成站姿，躯干直立，目视前方，双脚分开与肩同宽，双臂向上伸展且双肘内屈，一侧手扶住对侧肘关节。

动作过程

● 保持腿部姿势不变，扶住对侧肘关节的手臂发力向该侧拉伸对侧手臂，同时躯干外侧肌群发力使躯干向该侧侧屈至最大限度。

● 保持该姿势至规定时间。

● 换对侧方向进行同样的动作。

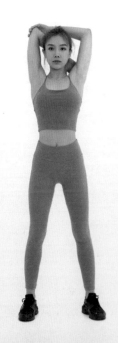

全程保持核心收紧，背部挺直。

其他角度

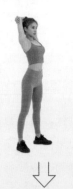

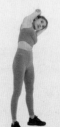

🏃 **小提示**

全程保持均匀呼吸；拉伸时如果腰腹或背部感到疼痛，应降低强度或立刻停止。

腹部拉伸

扫一扫，视频同步学

▶ 练习目的

拉伸腹部肌肉，有助于肋骨骨折的预防和康复。

▶ 主要肌肉

腹直肌。

初始姿势

● 身体俯卧于垫上，双脚分开与肩同宽，双臂置
　于体侧且向内屈肘，双手成掌，掌心置于肩部
　下方并紧贴垫面。

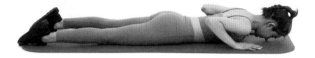

动作过程

● 保持下身姿势不变，手臂发力使躯干向上抬起
　至腹直肌有中等强度拉伸感。

● 保持该姿势至规定时间。

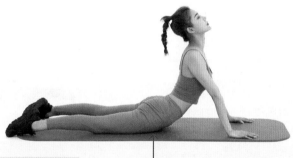

小提示

全程保持均匀呼吸；拉伸时如果腹部或背部感
到疼痛，应降低强度或立刻停止。

撑起躯干时尽量保证髋关
节及下肢不要抬离垫面。

其他角度

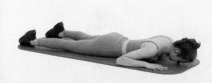
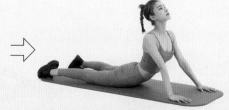

平板支撑 – 转体

扫一扫，视频同步学

▶ **练习目的**

提升核心稳定性，有助于椎间盘突出、腰部扭伤或拉伤的预防和康复。

▶ **主要肌肉**

腹直肌、腹横肌、腹外斜肌、腹内斜肌。

初始姿势

● 身体俯卧于垫上，双臂下展且向内屈肘 90 度，前臂前后贴近并接触垫面支撑身体，双腿并拢，脚跟抬起，脚尖撑地，使头部、颈部、躯干和腿部成一条直线。

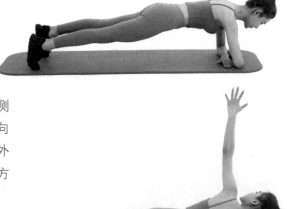

动作过程

● 保持一侧手臂姿势不变，身体向对侧旋转 90 度，同时对侧手臂随身体向外伸展至垂直于地面，同侧脚脚掌外侧接触垫面，对侧脚置于同侧脚前方且脚掌内侧接触垫面。

● 保持该姿势 2~3 秒，恢复至初始姿势。重复该动作至规定次数。

● 换对侧进行同样的动作。

小提示

转体时呼气，还原时吸气；过程中如果腹部感到疼痛，应降低强度或立刻停止。

其他角度

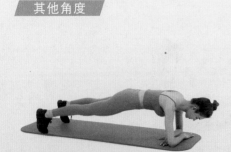

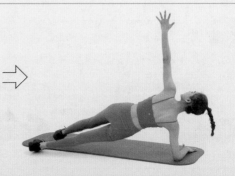

腕伸肌拉伸

▶ 练习目的

拉伸腕部肌群，有助于手指损伤、腕关节扭伤、守门员拇指的预防和康复。

扫一扫，视频同步学

▶ 主要肌肉

桡侧腕伸肌、尺侧腕伸肌。

动作过程中整个身体保持不动，腰背挺直。

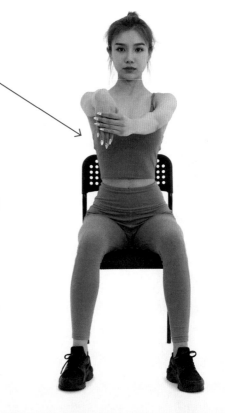

初始姿势

• 身体坐于与膝盖同高的椅子之上，躯干直立，目视前方，双脚分开比肩宽，双腿自然屈膝90 度支撑身体。双臂前伸，一侧手臂向下屈腕，掌心向内，指尖朝下，另一侧手置于屈腕手的手背之上。

动作过程

• 保持身体姿势不变，前侧手用力向身体方向按压屈腕手。

• 保持该姿势至规定时间。

• 换对侧手进行同样的动作。

其他角度

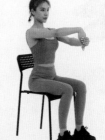

🏃 **小提示**

全程保持均匀呼吸；拉伸时如果手腕感到疼痛，应降低强度或立刻停止。

175

站姿 - 肱二头肌拉伸

扫一扫，视频同步学

▶ **练习目的**

拉伸肱二头肌，有助于锁骨骨折的预防和康复。

▶ **主要肌肉**

肱二头肌。

初始姿势

- 身体成直立站姿，目视前方，双脚分开与肩同宽，双臂向下伸展，双手十指交叉置于臀部，掌心向下。

动作过程

- 保持躯干和腿部姿势不变，肩关节屈曲使双臂向上抬起至上臂有中等强度拉伸感。

- 保持该姿势至规定时间。

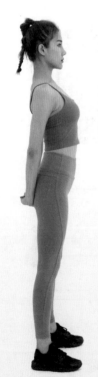

全程保持核心收紧，背部挺直。 →

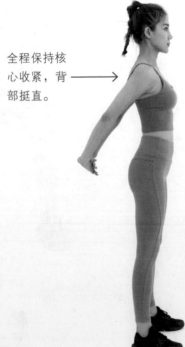

其他角度

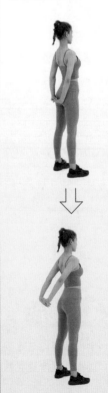

 小提示

全程保持均匀呼吸；拉伸时如果手臂感到疼痛，应降低强度或立刻停止。

手指拉伸

扫一扫，视频同步学

▶ **练习目的**

提升手指灵活性，有助于手指损伤、腕关节扭伤、守门员拇指的预防和康复。

▶ **主要肌肉**

指屈肌群。

初始姿势

● 身体坐于与膝盖同高的椅子之上，双脚分开比肩宽，双腿自然屈膝支撑，保持腰背挺直和头部中立位，躯干前倾约 45 度，双臂前屈，肘关节置于膝关节上，前臂自然伸展，双手自然下垂。

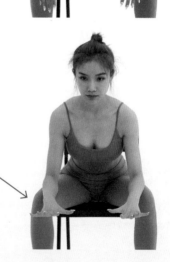

动作过程

● 保持身体姿势不变，双手伸展，掌心向下，五指用力分开至指伸肌群有明显的拉伸感。

● 保持该姿势 2~3 秒，恢复为初始姿势。重复该动作至规定次数。

后背挺直，核心收紧，躯干稳定，体会指伸肌群的充分伸展。

小提示

全程保持均匀呼吸；拉伸时如果手指感到疼痛，应降低强度或立刻停止。

其他角度

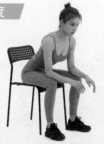 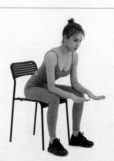

坐姿－髋外展肌拉伸

扫一扫，视频同步学

▶ **练习目的**

拉伸臀肌，有助于骶髂关节功能障碍、髂腰肌肌腱炎的预防和康复。

▶ **主要肌肉**

臀中肌、阔筋膜张肌。

初始姿势

- 身体坐于垫上，双腿伸展，躯干直立，目视前方。一侧腿屈髋屈膝，将脚置于伸展腿的膝盖外侧，对侧手臂前伸并向内屈肘约 90 度，肘关节置于屈曲腿的膝盖之上，屈曲腿侧手臂向后伸展，手掌接触垫面支撑身体。

动作过程

- 保持下身姿势不变，躯干向屈曲腿一侧旋转，同时屈肘的手臂发力将屈曲腿向对侧按压至屈曲腿臀部后侧、外侧有中等强度拉伸感。
- 保持该姿势至规定时间。
- 换对侧进行同样的动作。

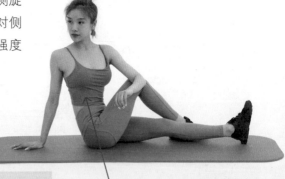

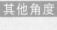 **小提示**

全程保持均匀呼吸；拉伸时如果臀部或大腿感到疼痛，应降低强度或立刻停止。

全程保持核心收紧，背部挺直。

其他角度

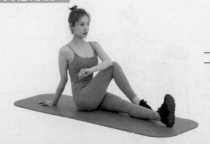 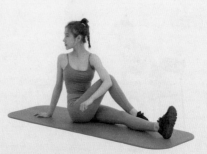

坐姿 – 背阔肌拉伸

扫一扫，视频同步学

▶ **练习目的**

拉伸背阔肌，有助于椎间盘突出、腰部扭伤或拉伤、肋骨骨折的预防和康复。

▶ **主要肌肉**

背阔肌。

初始姿势

- 身体坐于与膝盖同高的椅子之上，躯干直立，目视前方，双脚分开小于肩宽，双腿自然屈膝90度支撑身体，双臂前伸，双手置于双膝上方。

动作过程

- 保持腿部姿势不变，一侧手臂外展上伸举过头顶至最大限度，躯干随之侧屈。

- 保持该姿势至规定时间。

- 换对侧进行同样的拉伸动作。

全程保持躯干在冠状面内运动。

其他角度

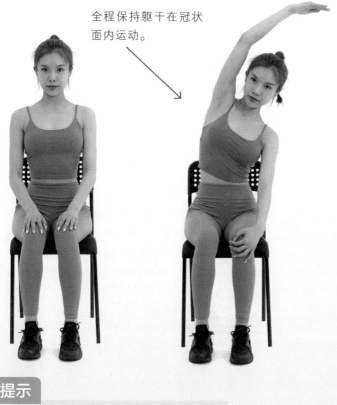

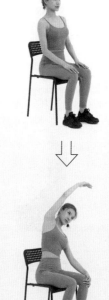

🏃 **小提示**

全程保持均匀呼吸；拉伸时如果背部感到疼痛，应降低强度或立刻停止。

上背部拉伸

扫一扫，视频同步学

▶ **练习目的**

拉伸菱形肌、斜方肌，有助于、肩关节脱位、肩锁关节脱位、锁骨骨折的预防和康复。

▶ **主要肌肉**

菱形肌、斜方肌、腕屈肌群。

初始姿势

- 身体成直立站姿，目视前方，双脚分开与肩同宽，双臂前平举并内旋 90 度，双手成掌，十指交叉，掌心朝外。

动作过程

- 保持手臂和腿部姿势不变，肩胛骨、双肩和双臂水平前伸至最大限度。
- 保持该姿势至规定时间。

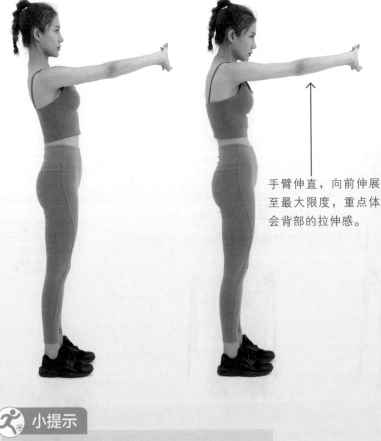

手臂伸直，向前伸展至最大限度，重点体会背部的拉伸感。

其他角度

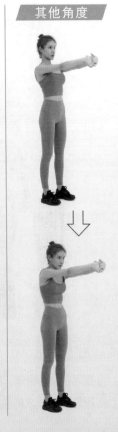

小提示

全程保持均匀呼吸；拉伸时如果背部感到疼痛，应降低强度或立刻停止。

拉伸 – 中背部

扫一扫，视频同步学

▶ 练习目的

拉伸背阔肌、腰方肌、腹外斜肌和腹内斜肌，有助于椎间盘突出、腰部扭伤或拉伤的预防和康复。

▶ 主要肌肉

背阔肌、腰方肌、腹外斜肌、腹内斜肌。

初始姿势

- 身体成直立站姿，目视前方，双脚分开与肩同宽，双臂自然垂于体侧。

🏃 小提示

全程保持均匀呼吸；拉伸时如果背部感到疼痛，应降低强度或立刻停止。

动作过程

- 保持脚部位置不变，双手扶于腰间，躯干向一侧扭转至对侧背部及腰部肌群有中等强度拉伸感。
- 保持该姿势 2~3 秒。
- 保持双手扶腰姿势不变，躯干向另一侧扭转至对侧背部及腰部肌群有中等强度拉伸感。
- 保持该姿势 2~3 秒。
- 重复该动作至规定次数。

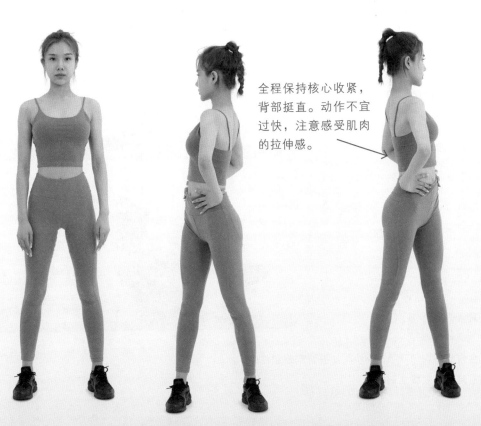

全程保持核心收紧，背部挺直。动作不宜过快，注意感受肌肉的拉伸感。

动态拉伸－下背部

扫一扫，视频同步学

▶ **练习目的**

位伸腰大肌、腰方肌，有助于椎间盘突出、腰部扭伤或拉伤的预防和康复。

▶ **主要肌肉**

腰大肌、腰方肌。

初始姿势

- 身体仰卧于垫上，目视上方，双腿屈髋屈膝至髋关节、膝关节成 45 度，小腿平行于地面，双臂屈肘，双手抱于膝盖下方。

动作过程

- 保持双手抱膝姿势不变，核心发力使臀部抬起，身体向头部方向滚动。
- 保持双手抱膝姿势不变，核心发力使躯干抬起，身体向脚部方向滚动。
- 重复该动作至规定次数。

合理利用惯性滚动身体。

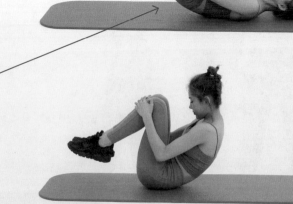

小提示

全程保持均匀呼吸；拉伸时如果背部感到疼痛，应降低强度或立刻停止。

对角 – 动态支撑

扫一扫，视频同步学

▶ 练习目的

提升核心稳定性，有助于椎间盘突出、腰部扭伤或拉伤的预防和康复。

▶ 主要肌肉

腹直肌、腹横肌、腹外斜肌、腹内斜肌。

初始姿势

● 身体俯卧于垫上，双臂下展，双手掌心接触垫面支撑身体，躯干平直，双腿分开与髋同宽，脚跟抬起，脚尖撑地。

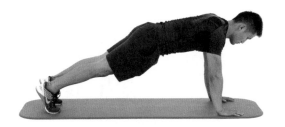

动作过程

● 保持躯干、一侧手臂和对侧腿部姿势不变，腹部发力使对侧手臂和同侧腿部伸展抬起至与躯干在同一平面内。

● 保持该姿势2~3秒，恢复至初始姿势。重复该动作至规定次数。

● 换对侧进行同样的动作。

动作过程中始终保持躯干挺直，手和对侧腿抬起时控制身体平衡。

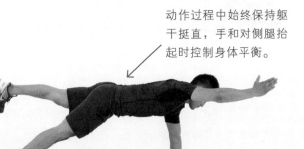

🏃 小提示

抬起时呼气，还原时吸气；过程中如果腹部感到疼痛，应降低强度或立刻停止。

臀部拉伸

扫一扫，视频同步学

▶ 练习目的

拉伸臀肌，有助于骶髂关节功能障碍、髂腰肌肌腱炎的预防和康复。

▶ 主要肌肉

臀大肌、臀中肌、臀小肌、梨状肌、髂腰肌。

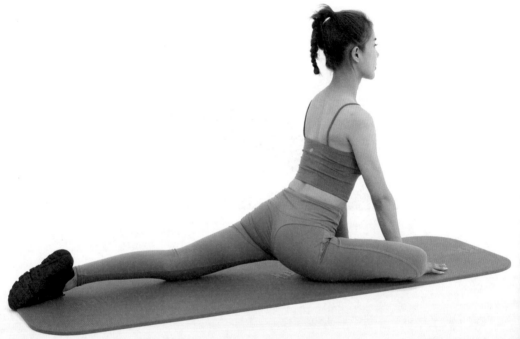

初始姿势

- 身体坐于垫上，腰背平直，目视前方，双臂下展，双手置于体前，掌心紧贴垫面，一侧腿向后伸展至脚背、膝关节紧贴垫面，另一侧腿向外屈髋并向内屈膝至最大限度，使臀部肌群有明显的拉伸感。

动作过程

- 保持该姿势至规定时间。
- 换对侧进行同样的拉伸动作。

其他角度

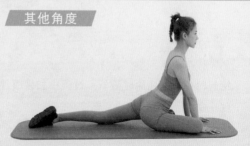

小提示

全程保持均匀呼吸；拉伸时如果臀部感到疼痛，应降低强度或立刻停止。

动态拉伸 – 臀部外侧

扫一扫，视频同步学

▶ 练习目的

拉伸臀肌，有助于骶髂关节功能障碍、髂腰肌肌腱炎的预防和康复。

▶ 主要肌肉

臀大肌、臀中肌、臀小肌、梨状肌、阔筋膜张肌。

初始姿势

- 身体成直立站姿，目视前方，双脚分开与肩同宽，双臂自然垂于体侧。

小提示

全程保持均匀呼吸；拉伸时如果臀部感到疼痛，应降低强度或立刻停止。

动作过程

- 保持躯干姿势不变，一侧腿单独支撑身体，另一侧腿在屈髋屈膝的同时将脚置于对侧髋部前方，双臂前伸，双手分别抱于屈髋屈膝腿的膝盖和脚踝处。

- 保持躯干和支撑腿姿势不变，双臂屈肘，向肩部牵拉屈髋屈膝腿至目标肌肉有一定程度的拉伸感。

- 保持该姿势 2~3 秒。重复该动作至规定次数。

- 换对侧腿进行同样的拉伸动作。

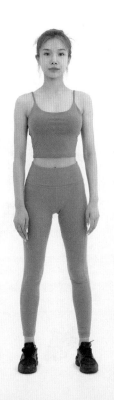
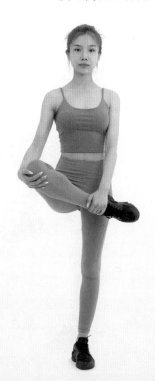
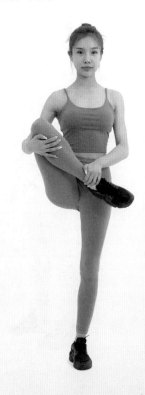

动态拉伸 – 臀部

扫一扫，视频同步学

▶ **练习目的**

拉伸臀肌，有助于骶髂关节功能障碍、髂腰肌肌腱炎的预防和康复。

▶ **主要肌肉**

臀大肌、臀中肌、臀小肌。

初始姿势

- 身体成直立站姿，目视前方，双脚分开与肩同宽，双臂自然垂于体侧。

 小提示

全程保持均匀呼吸；拉伸时如果臀部感到疼痛，应降低强度或立刻停止。

动作过程

- 保持躯干姿势不变，一侧腿单独支撑身体，另一侧腿屈髋屈膝，双臂前屈，双手十指交叉抱于屈髋屈膝腿的膝盖下方。

- 保持躯干姿势不变，支撑腿足跟抬起，同时双臂后移，牵拉屈膝腿使其尽量贴近身体。

- 保持该姿势 2~3 秒。重复该动作至规定次数。

- 换对侧腿部进行同样的拉伸动作。

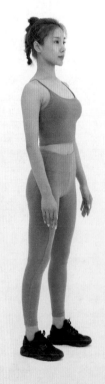

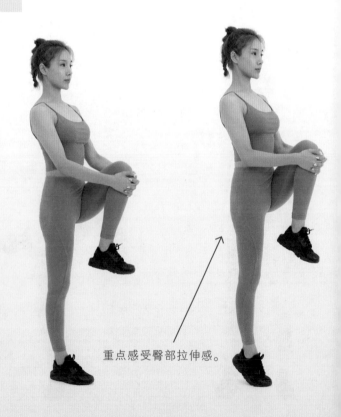

重点感受臀部拉伸感。

4 字 – 臀部拉伸

扫一扫，视频同步学

▶ 练习目的

拉伸臀肌，有助于腘绳肌拉伤的预防和康复。

▶ 主要肌肉

臀大肌、臀中肌、臀小肌、梨状肌。

初始姿势

- 身体成直立站姿，目视前方，双脚分开与肩同宽，双臂自然垂于体侧。

动作过程

- 躯干略微前倾，同时一侧腿单独支撑身体并屈髋屈膝下蹲，另一侧腿上抬并将脚踝外侧置于对侧腿膝盖上方，双臂外展且向内屈肘，双手分别扶于抬起腿的膝盖下方和脚踝处。
- 保持该姿势至规定时间。
- 换对侧腿进行同样的动作。

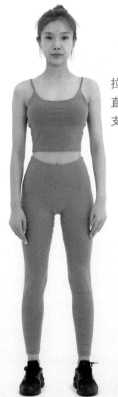

拉伸时保持躯干挺直，同时支撑腿稳定支撑于地面。

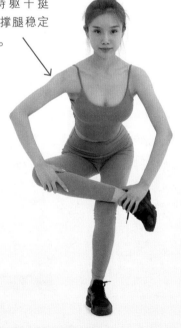

其他角度

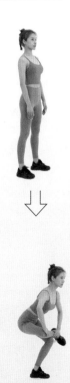

小提示

全程保持均匀呼吸；拉伸时如果臀部感到疼痛，应降低强度或立刻停止。

直腿 – 腓肠肌拉伸

扫一扫，视频同步学

▶ **练习目的**

拉伸腓肠肌，有助于跟腱炎、腘绳肌拉伤的预防和康复。

▶ **主要肌肉**

腓肠肌。

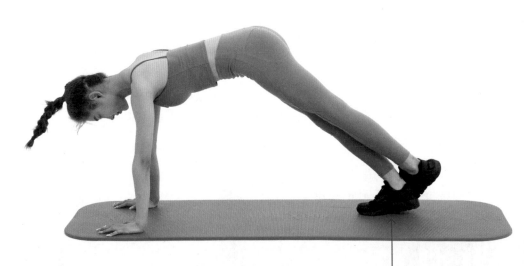

拉伸过程中脚掌尽量贴住垫面。

初始姿势

- 身体俯卧于垫上，双臂下展，双手成掌，掌心接触垫面支撑身体，躯干挺直并与头部、颈部成一条直线。髋部抬起至略高于肩部，双腿伸展，一侧腿全脚掌着地使腓肠肌有中等强度拉伸感，另一侧腿微微抬起，使小腿叠放在对侧小腿之上，脚置于对侧脚外侧，脚尖着地。

动作过程

- 保持该姿势至规定时间。
- 换对侧腿进行同样的拉伸动作。

其他角度

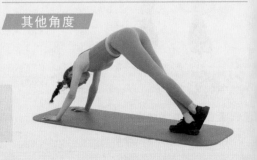

🤸 **小提示**

全程保持均匀呼吸；拉伸时如果手肘或腿部感到疼痛，应降低强度或立刻停止。

小腿拉伸

扫一扫，视频同步学

▶ **练习目的**

拉伸腓肠肌，有助于腘绳肌拉伤、跟腱炎的预防和康复。

▶ **主要肌肉**

腓肠肌。

初始姿势

● 身体成弓步站姿，躯干前倾，目视前方，前侧腿屈髋屈膝约 120 度，后侧腿略微屈髋屈踝，膝关节保持伸展，双臂前伸，双手扶于椅背之上。

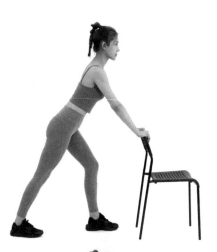

动作过程

● 前侧腿加大屈髋屈膝幅度，使臀部前移下压至后侧腿部、臀部与躯干成一条直线。

● 保持该姿势至规定时间。

● 换对侧腿进行同样的拉伸动作。

重心前移的同时保持双脚位置不变，脚掌始终完全接触地面。

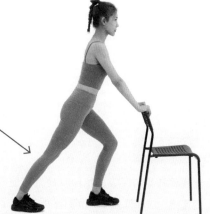

小提示

全程保持均匀呼吸；拉伸时如果小腿感到疼痛，应降低强度或立刻停止。

其他角度

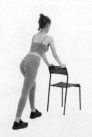 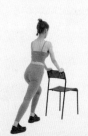

坐姿 – 三角肌拉伸

▶ **练习目的**

拉伸肩关节肌肉，有助于肩关节脱位、肩锁关节脱位的预防和康复。

扫一扫，视频同步学

▶ **主要肌肉**

三角肌。

初始姿势

- 身体坐于与膝盖同高的椅子之上，躯干直立，目视前方，双脚分开小于肩宽，双腿自然屈膝 90 度支撑身体，双臂前伸，双手置于双膝上方。

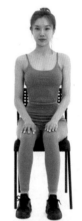

动作过程

- 保持躯干和腿部姿势不变，一侧手臂前平举后肩关节内收 90 度使手臂靠近对侧肩部，同时对侧手臂上举且向内屈肘，用肘关节内侧夹住伸展手臂的肘关节，并用力向身体方向牵拉伸展手臂，使伸展手臂的肩部后侧肌肉有中等强度拉伸感。

- 保持该姿势至规定时间。

- 换对侧手臂进行同样的拉伸动作。

全程保持核心收紧，背部挺直。

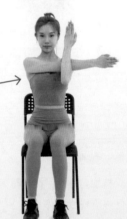

 小提示

全程保持均匀呼吸；拉伸时如果肩部或手臂感到疼痛，应降低强度或立刻停止。

其他角度

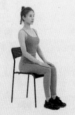 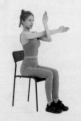

向上 – 拉伸

扫一扫，视频同步学

▶ 练习目的

拉伸背阔肌，有助于肩关节脱位、肩锁关节脱位的预防和康复。

▶ 主要肌肉

背阔肌。

初始姿势

● 身体成直立站姿，目视前方，双脚分开小于肩宽，双臂自然垂于体侧。

动作过程

● 保持躯干和腿部姿势不变，双臂向上完全伸展，双手十指交叉，掌心朝上，使胸部和背部肌群有中等强度拉伸感。

● 保持该姿势至规定时间。

小提示

全程保持均匀呼吸；拉伸时如果肩部或背部感到疼痛，应降低强度或立刻停止。

其他角度

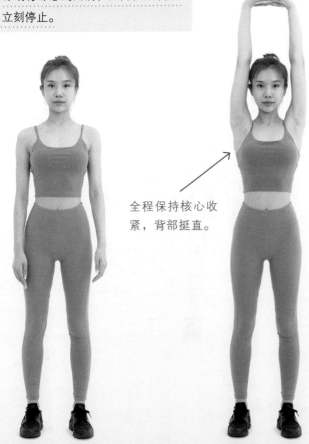

全程保持核心收紧，背部挺直。

单侧－肩部拉伸

▶ **练习目的**

拉伸肩关节肌肉，有助于肩关节脱位、肩锁关节脱位的预防和康复。

扫一扫，视频同步学

▶ **主要肌肉**

三角肌后束。

初始姿势

- 身体成直立站姿，目视前方，双脚分开与肩同宽，一侧手臂向内屈肘使前臂位于腹部前侧，手部握拳，拳心朝向身体，另一侧手臂外展并向内屈肘，用手握住对侧手腕。

动作过程

- 保持躯干和腿部姿势不变，握住对侧手腕的手臂上举至平行于地面并向外侧伸展肩关节，牵拉对侧手臂向内侧伸展至肩外侧有中等强度拉伸感。
- 保持该姿势至规定时间。
- 换对侧手臂进行同样的拉伸动作。

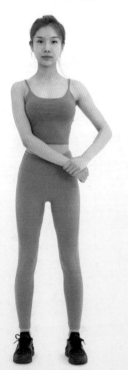

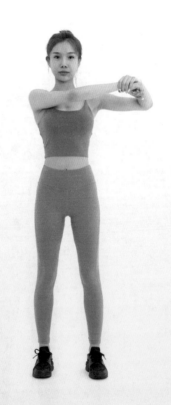

其他角度

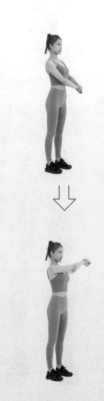

 小提示

全程保持均匀呼吸；拉伸时如果肩部感到疼痛，应降低强度或立刻停止。

坐姿 – 腘绳肌拉伸

扫一扫，视频同步学

▶ 练习目的

拉伸腘绳肌，有助于内侧副韧带损伤、腘绳肌拉伤的预防和康复。

▶ 主要肌肉

腘绳肌、腓肠肌。

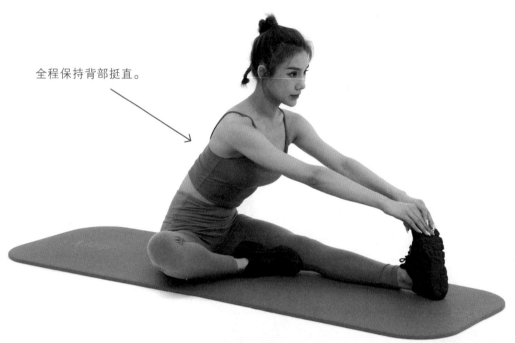

全程保持背部挺直。

初始姿势

- 身体坐于垫上，躯干略微前倾，目视前方，一侧腿向前伸展，另一侧腿向外屈髋并向内屈膝至最大限度，脚掌紧贴对侧腿的大腿内侧，双臂前展，双手扶住伸展腿的脚尖。

动作过程

- 保持该姿势至规定时间。

- 换对侧腿进行同样的拉伸动作。

其他角度

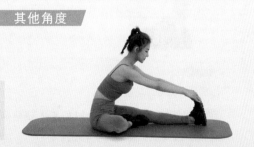

小提示

全程保持均匀呼吸；拉伸时如果大腿感到疼痛，应降低强度或立刻停止。

193

站姿 - 大腿前侧拉伸

扫一扫，视频同步学

▶ **练习目的**

拉伸股四头肌，有助于内侧副韧带损伤、胫骨结节骨骺炎、髌骨脱位的预防和康复。

▶ **主要肌肉**

股四头肌。

初始姿势

- 身体成直立站姿，目视前方，双脚分开与肩同宽，双臂自然垂于体侧。

动作过程

- 保持躯干姿势不变，一侧腿单独支撑身体，另一侧腿向后屈膝，同侧手臂后摆，用手抓住该侧脚背并将脚部向臀部牵拉至大腿前侧肌群有中等强度拉伸感。
- 保持该姿势至规定时间。
- 换对侧腿进行同样的拉伸动作。

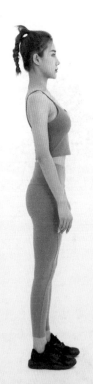

全程保持核心收紧，背部挺直。

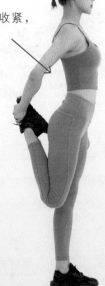

其他角度

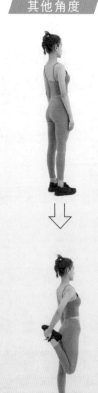

小提示

全程保持均匀呼吸；拉伸时如果大腿前侧感到疼痛，应降低强度或立刻停止。

髋内收肌练习

扫一扫，视频同步学

▶ 练习目的

强化髋内收肌的力量，有助于前交叉韧带损伤、后交叉韧带损伤、髋内收肌肌腱炎的预防和康复。

▶ 主要肌肉

大收肌、长收肌、短收肌、耻骨肌、股薄肌。

初始姿势

- 身体侧卧于垫上，下侧腿伸展，脚略微抬起，上侧腿屈膝，脚置于下侧腿大腿前侧支撑身体，上侧手臂内屈，手掌置于胸前，掌心接触垫面，下侧手臂上屈，手置于脑后。

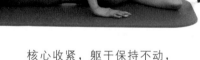

动作过程

- 下侧腿上抬至最大限度。

- 保持该姿势 2~3 秒，恢复至初始姿势。重复该动作至规定次数。

- 换对侧腿进行同样的动作。

核心收紧，躯干保持不动，重点体会髋内收肌发力。

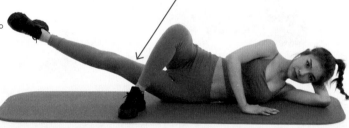

小提示

抬腿时呼气，还原时吸气；过程中如果大腿感到疼痛，应降低强度或立刻停止。

其他角度

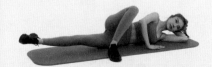 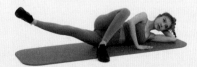

拉伸 - 髋内收肌

扫一扫，视频同步学

▶ 练习目的

拉伸髋内收肌，有助于髋内收肌肌腱炎的预防和康复。

▶ 主要肌肉

大收肌、长收肌、短收肌、耻骨肌、股薄肌。

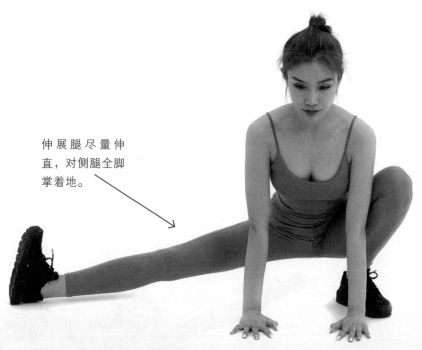

伸展腿尽量伸直，对侧腿全脚掌着地。

初始姿势

- 身体成蹲姿，一侧腿屈髋屈膝至髋部与大腿、大腿与小腿紧贴，另一侧腿向外伸展，脚跟着地，脚尖朝上，双臂下展，双手成掌，掌心接触地面支撑身体。

动作过程

- 臀部下压至伸展腿的大腿内侧肌群有中等强度拉伸感。
- 保持该姿势至规定时间。
- 换对侧腿进行同样的拉伸动作。

其他角度

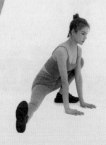

🏃 **小提示**

全程保持均匀呼吸；拉伸时如果大腿感到疼痛，应降低强度或立刻停止。

髂腰肌拉伸

扫一扫,视频同步学

▶ 练习目的

拉伸屈髋肌,有助于髂腰肌肌腱炎的预防和康复。

▶ 主要肌肉

髂腰肌。

初始姿势

- 身体成弓步姿势,躯干直立,目视前方,前侧
  腿屈髋屈膝90度,后侧腿向后伸展,使髋关节、
  膝关节、踝关节尽量成一条直线,脚跟抬起,
  脚尖着地支撑身体,双臂外展并向内屈肘,双
  手交叠置于前侧腿的膝盖上方。

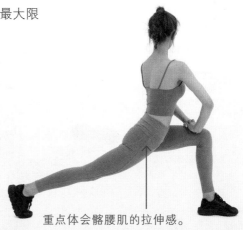

动作过程

- 保持腿部姿势不变,躯干向一侧旋转至最大限
  度,使髂腰肌有中等强度拉伸感。
- 保持该姿势至规定时间。
- 换对侧腿进行同样的动作。

小提示

全程保持均匀呼吸;拉伸时如果臀
部或背部感到疼痛,应降低强度或
立刻停止。

重点体会髂腰肌的拉伸感。

其他角度

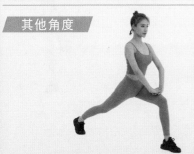

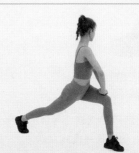

单脚 – 站立

扫一扫，视频同步学

▶ 练习目的

增强踝关节本体感觉，有助于髌骨脱位、跖肌腱损伤、踝关节骨关节病的预防和康复。

▶ 主要肌肉

腓肠肌、比目鱼肌、胫骨前肌、腘绳肌。

初始姿势

- 身体成直立站姿，目视前方，双脚分开与肩同宽，双臂外展并向内屈肘，双手扶于腰间。

动作过程

- 保持躯干和手臂姿势不变，一侧腿单独支撑身体，另一侧腿向后屈膝约 90 度，同时脚背尽量绷直。
- 保持该姿势至规定时间。
- 换对侧腿进行同样的屈膝动作。

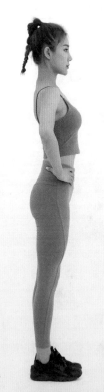

动作过程中，躯干收紧，控制身体平衡。

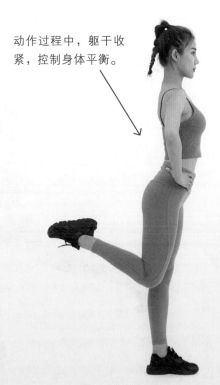

其他角度

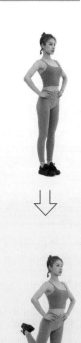

 小提示

全程保持均匀呼吸；过程中如果脚踝或腿部感到疼痛，应降低强度或立刻停止。身体保持平衡。

窄距－半蹲

扫一扫，视频同步学

▶ **练习目的**

加强股四头肌的力量，有助于内侧副韧带损伤、半月板损伤的预防和康复。

▶ **主要肌肉**

股四头肌、臀大肌。

初始姿势

● 身体成直立站姿，目视前方，双脚分开小于肩宽，双臂自然垂于体侧。

动作过程

● 保持双脚位置不变，身体屈髋屈膝，股四头肌和臀大肌发力，使躯干前倾至髋关节成 90 度，膝关节屈曲至大腿与地面成 45 度，同时双臂前平举，双手掌心朝下。

● 保持该姿势 2~3 秒，恢复至初始姿势。重复该动作至规定次数。

其他角度

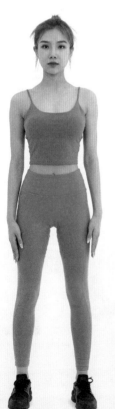

全程保持核心收紧，背部挺直。

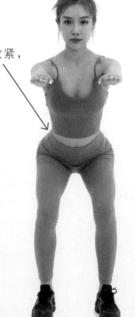

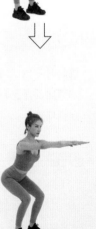

 小提示

下蹲时吸气，站起时呼气；过程中如果臀部或大腿感到疼痛，应降低强度或立刻停止。

199

弓步蹲跳

扫一扫，视频同步学

▶ **练习目的**

加强下肢力量，有助于踝关节扭伤、踝关节骨关节病的预防和康复。

▶ **主要肌肉**

股四头肌、臀大肌、腘绳肌、腓肠肌、比目鱼肌、核心肌群。

初始姿势

- 身体成弓步姿势，目视前方，前侧腿屈髋屈膝 90 度，后侧腿屈膝 90 度，脚跟抬起，脚尖着地支撑身体，躯干略微前倾，双臂前伸并向内屈肘，双手成拳，拳心相贴置于胸前。

动作过程

- 保持躯干和双臂姿势不变，双腿用力蹬地使身体向上跳起，双腿在空中交换前后位置。落地时，之前的前侧腿变为后侧腿且屈膝 90 度，脚跟抬起，脚尖着地支撑身体，之前的后侧腿变为前侧腿且屈髋屈膝 90 度。

- 保持该姿势 2~3 秒。重复该动作至规定次数。

起跳时下肢充分蹬地发力，落地时注意缓冲动作。

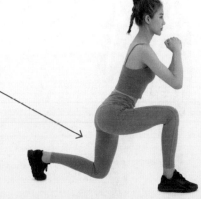

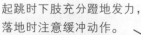 **小提示**

跳起时呼气，落下时吸气；过程中如果腿部感到疼痛，应降低强度或立刻停止。

其他角度

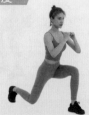 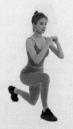

高抬腿触地

扫一扫，视频同步学

▶ 练习目的

加强下肢力量，有助于半月板损伤、髌股关节疼痛的预防和康复。

▶ 主要肌肉

股四头肌、臀大肌、髂腰肌、腘绳肌、腓肠肌、比目鱼肌、核心肌群。

初始姿势

- 身体成直立站姿，目视前方，双脚分开小于肩宽，双臂自然垂于体侧。

小提示

全程保持均匀呼吸；过程中如果臀部或腿部感到疼痛，应降低强度或立刻停止。

动作过程

- 保持躯干姿势不变，一侧腿屈髋屈膝约 90 度，接着对侧腿部用力蹬地使身体向上跳起，双臂随之自然摆动。

- 屈髋屈膝腿向下伸展落地，对侧腿屈髋屈膝约 90 度，双臂随之自然摆动。

- 重复双腿交替屈髋屈膝跳起动作 2 次。

- 最后一次跳跃结束落地时，伸展腿向外跃步使双脚分开约两倍肩宽，接着身体屈髋屈膝至大腿平行于地面，躯干下俯，一侧手臂向下伸展，手掌接触地面，另一侧手臂后屈，手扶于膝盖。

- 保持该姿势 2~3 秒，恢复至初始姿势。重复该动作至规定次数。

蹬腿、摆臂时动作一定要迅速有力。

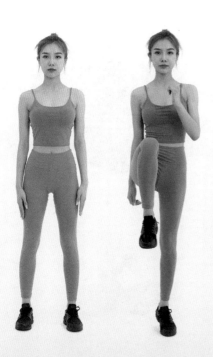

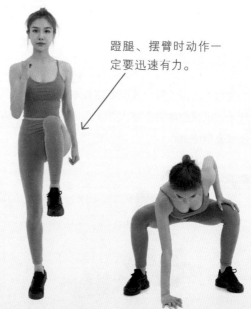

腹股沟和背部伸展

▶ **练习目的**

拉伸腹股沟和背部肌肉，有助于椎间盘突出、腰部扭伤或拉伤的预防和康复。

扫一扫，视频同步学

▶ **主要肌肉**

腹股沟、竖脊肌。

初始姿势

● 身体坐于垫上，躯干直立，目视前方，双腿向
外展髋并向内屈膝至双脚脚掌相抵，双臂侧上
展且向内屈肘，双手扶于脑后。

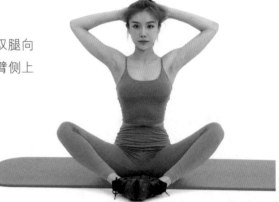

动作过程

● 保持腿部姿势不变，双手发力向下按压头部，
同时躯干前屈至最大限度。

● 保持该姿势至规定时间。

重点体会腹股沟、竖脊肌的
拉伸感。

小提示

全程保持均匀呼吸；过程中如果背
部或大腿根部感到疼痛，应降低强
度或立刻停止。

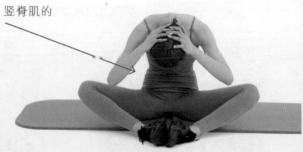

其他角度

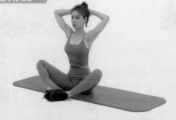 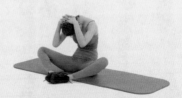

防守侧滑步

扫一扫，视频同步学

▶ 练习目的

加强下肢力量，有助于半月板损伤、髌股关节疼痛的预防和康复。

▶ 主要肌肉

髋外展肌、髋内收肌。

初始姿势

- 身体成站姿，躯干前倾约 45 度，目视斜下方，双腿略微屈膝，双脚分开比肩宽，双臂屈肘约 90 度，双手握拳，拳心相对。

动作过程

- 保持上身姿势不变，一侧腿用力蹬地并向内侧横向移动，当脚落于对侧脚的内侧时，对侧腿迅速蹬地并向外侧横向移动一步距离，身体随之横向移动。
- 重复该动作至规定次数或距离。
- 换对侧方向进行同样的侧滑步动作。

小提示

全程保持均匀呼吸；过程中如果髋部或腿部感到疼痛，应降低强度或立刻停止。

动作过程中，保持躯干挺直且稳定。

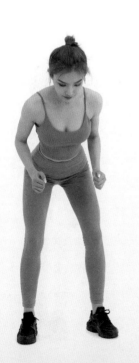
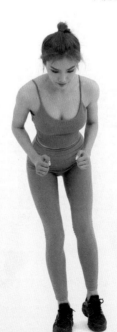
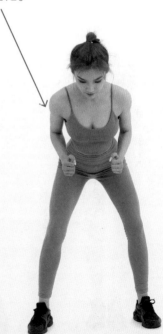

侧向 – 蹬腿跳

扫一扫，视频同步学

▶ **练习目的**

加强下肢力量，有助于半月板损伤、髌股关节疼痛的预防和康复。

▶ **主要肌肉**

髋外展肌、髋内收肌、臀大肌、腓肠肌、比目鱼肌、股四头肌。

初始姿势

- 身体成站姿，躯干前倾约 45 度，目视斜下方，双腿并拢且屈膝 45 度，双臂屈肘约 90 度，双手握拳，拳心相对。

动作过程

- 保持上身姿势不变，一侧腿屈膝抬起并向外侧横向移动一大步，对侧腿也随之迅速蹬地并向同方向跳跃一大步，身体随之横向移动，双脚落地时恢复至初始姿势。
- 换对侧方向进行同样的跳跃动作。
- 重复两侧交替跳跃动作至规定次数。

小提示

全程保持均匀呼吸；过程中如果髋部或腿部感到疼痛，应降低强度或立刻停止。

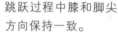

跳跃过程中膝和脚尖方向保持一致。

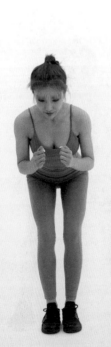

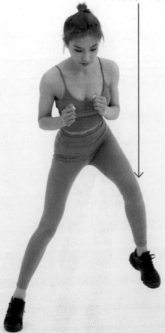

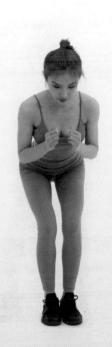

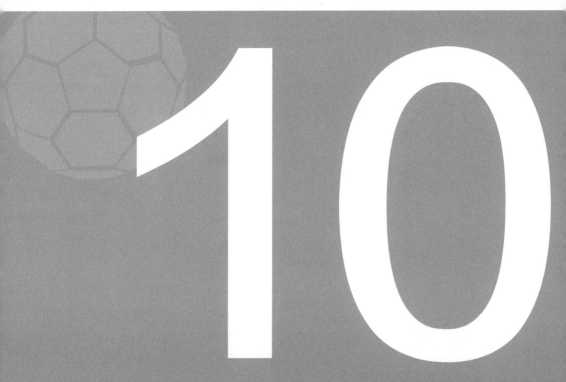

第 10 章

常见疑问与误区

1 前交叉韧带损伤，手术后还能继续踢球吗？

前交叉韧带损伤，手术后是可以参与足球运动的，只要按照标准的康复流程完成为期 1 年的康复训练，重返足球运动就不是问题。在进行完整的康复训练后，康复师会进行一系列功能性测试，如力量、跳跃测试等。评估合格后，还需要在康复师或体能教练的指导下，完成一系列与足球运动有关的体能训练课程，从而完成从医院到运动场的衔接。

2 是不是不疼了，损伤就完全康复了？

每种损伤都有其对应的恢复规律，并不是局部不再疼痛就代表损伤完全恢复。例如前交叉韧带损伤后 3 个月就能正常生活，6 个月基本就能参与常规的体育运动。但是一般情况下，康复师仍会建议患者完成为期 1 年的康复训练后再重返足球运动。这是为了更好地让患者适应体育运动的强度，预防再次损伤。每个人的康复周期也会因个人情况不同而略有差异。

3　踝关节扭伤后还能继续踢球吗？

踝关节扭伤是常见的足球运动损伤。踝关节扭伤后可能会导致韧带的撕裂、断裂或骨撞击等问题，如果不进行手术或康复治疗，很可能会出现反复崴脚的情况，临床上称之为"慢性踝关节不稳"。因此，如果发生踝关节扭伤，应格外重视。虽然要重视踝关节扭伤，但不代表踝关节扭伤后就不能进行足球运动了。患者需要去医院进行必要的诊断，并根据诊断结果进行有针对性的处理，然后在医生指导下重返足球运动。

4　踝关节习惯性扭伤怎么办？

如果发现在参与足球运动时频繁崴脚，需要考虑是机械性问题还是神经肌肉控制的问题。如果在医院检查后，发现脚踝周围的韧带和肌肉存在明显的损伤，就需要跟医生沟通是否需要通过手术重建这些韧带或肌肉；如果不存在明显的损伤或损伤程度还达不到手术指征，就需要找康复师进行神经肌肉控制训练。简单而言，神经肌肉控制训练就是练习大脑控制踝关节运动的能力。其中会包含肌肉力量练习、协调性和灵敏性练习、平衡能力练习及功能训练。康复师会根据情况选择合适的练习方式和进阶时机。

5　小腿为什么总是抽筋？应该怎么办？

在足球运动中，容易产生痉挛的肌肉有腘绳肌、腓肠肌和比目鱼肌。参与足球运动，一定要做好运动前的准备活动，充分调动神经、肌肉的兴奋性和呼吸、循环系统的功能。如果在寒冷的环境中运动，准备活动的时间应相应增加，以有效预防肌肉痉挛的发生。在运动过程中还要注意饮水，每进行 20~30 分钟足球运动，就饮用 200 毫升含糖类、电解质的运动饮料，这样可以有效保持身体的能源物质充足。在训练后，要及时使用泡沫轴放松肌肉，从而保持肌肉的弹性。在不进行足球运动时，还可以适当进行一些肌肉耐力训练，增强肌肉的功能。

6　被球击中头部时应该怎么做？

如果在参与足球运动时被球击中头部，需要立即停止运动，并向身边的人寻求帮助。如果发现身边有人被球击中头部后失去意识，需要立即拨打 120，并在救护车到达之前安置患者休息，不要轻易自行处理患者，也不要随意移动患者。如果患者无呼吸或者脉搏停止，则需要进行人工呼吸及心肺复苏。如果患者被球击中后意识还较为清醒，能自己移动，则需要立即将患者转移到安全的地方休息，并询问一些常识性问题，如"生日是哪一天""今天是周几"等。如患者回答上述问题无异常，则定期观察即可。

7　髌腱炎患者需要戴髌骨带吗？

　　髌腱炎患者佩戴髌骨带会在短时间内有一定的效果，但是不能完全解决髌腱炎问题。髌腱炎是一种由重复动作引起的炎症，由于参与足球运动需要完成大量伸膝和跳跃动作，此类疾病在足球运动参与者身上较为常见。一旦发生髌腱炎，需要及时就医，避免做引起疼痛的动作。在急性期内，根据 PRICE 原则稳住病情。在急性期之后，可以进行理疗和康复训练，以确保完全康复。

8　肌肉拉伤后应该如何恢复？

　　肌肉拉伤和肌肉痉挛应严格区分，肌肉痉挛并不会导致肌肉组织出现明显的损伤，但肌肉拉伤一定是存在肌纤维损伤的。一旦发生肌肉拉伤，需要在急性期内制动、休息，并积极进行抗炎治疗。如果肌肉撕裂，出现鼓起或明显的凹陷，则需要立即就医。如果经医生诊断后拉伤并不严重，则可在急性期过后采用针灸配合电疗的方式进行治疗，康复治疗的周期不应短于两周。疼痛缓解后，还需要进行肌肉的功能训练，预防再次损伤。

9　用护踝真的可以预防踝关节损伤吗？

护踝的种类有很多，软性护踝可以在一定程度上提升本体感觉，硬性护踝可以在一定程度上预防踝关节扭伤。但是护踝也有不足之处，软性护踝无法预防足球运动中常见的踝关节扭伤，硬性护踝又会对穿着足球鞋完成特定动作有限制。因此，更推荐使用贴扎的方式进行踝关节损伤预防。贴扎是使用一次性运动防护胶布，经过特定的方法完成关节绑扎。这样做既可以有效提升本体感觉，又可以有效预防踝关节扭伤。如果患者对黏胶过敏，可以配合皮肤膜一起使用。但是贴扎的有效时间只有半小时，需要根据情况及时更换。

10　近视患者参与足球运动，需要使用运动眼镜吗？

近视的足球爱好者在参与足球运动时需要使用运动眼镜。因为在足球运动中，需要完成头球等头部运动幅度较大的动作，并且有较多的肢体接触。如果在运动过程中出现被球或者对手肢体击中眼镜的情况，不仅会导致眼镜破损，而且破损的眼镜零部件有可能会伤害到眼睛。运动眼镜大多由坚固的材料制成，没有多余的零部件，固定也是通过弹力带完成的，可以有效确保佩戴者在运动过程中的安全。因此，建议近视的足球爱好者使用专业的运动眼镜，防止眼镜破损导致眼睛或肢体损伤。

11 有下肢损伤史的人应特别注意哪些技术动作?

损伤史是预测损伤的重要风险因素,如果在之前的运动中有过下肢损伤史,则在参与足球运动时应该格外注意。尤其应该注意急停、变向和跳跃动作,这些动作易导致下肢损伤。在进行上抢或争抢头球落地时,更容易出现膝关节和踝关节的损伤。同时,也应尽量避免铲球或者多次绕髋动作("踩单车"动作),这些动作对下肢协调性和力量要求较高,对于有过髋关节损伤的人而言,可能会导致髋关节再次损伤。

12 有上肢损伤史的人应特别注意哪些技术动作?

有上肢损伤史的人在参与足球运动时需要尽量避免与上肢损伤有关的动作,例如手抛球动作或其他用上肢完成的动作。还应在做下肢动作时谨防摔倒,人在摔倒后往往会下意识地用手撑地,这一动作也可能会导致上肢损伤复发或者出现新的损伤。有上肢损伤史的人尽量不要选择做守门员。如果需要守门,则尽量用腿来代替上肢动作,避免撞击或扑救导致上肢再次损伤。有必要的时候可以佩戴软性护肘、护腕等运动防护装备,或者可以选择贴扎来预防上肢再次损伤。

13 可以每天都参与足球运动吗？

个体之间存在差异，因此应该根据自身情况选择合适的运动频率。对于青少年而言，进行足球运动的时间不宜过长，以防出现过度疲劳或出现过度使用性损伤。对于高龄人群，进行足球运动的强度和时间都要适当控制，以运动后没有明显的疲劳感，不影响第二天生活为宜。对于一般的足球运动爱好者而言，每周进行 150 分钟中等强度以上的运动就可以保证身体健康，超过这个训练量太多，可能会损害健康。因此，不建议每天都参与足球运动，可以根据自身运动量和运动强度，有选择性地参与足球运动。一般一周参与 1~2 次足球运动较为合适。

14 可以不穿足球鞋踢球吗？

建议穿着足球鞋进行足球运动，并且针对不同的运动场地，选择合适的足球鞋。如果穿着跑步鞋进行足球运动，不仅无法完成正确的技术动作，还有可能出现脚趾损伤、打滑摔倒等情况。在室内或木地板场地踢球时，应选择橡胶平底的足球鞋。在较浅的人造草坪上踢球时，应选择碎钉足球鞋。在较深的人造草坪上踢球时，应选择人造草专用足球鞋。在自然草坪上踢球时，应选择混合钉鞋或者长钉鞋。不同场地，足球鞋不能混用，否则容易出现鞋钉嵌入草地造成损伤或者打滑造成损伤的情况。

15 为什么要戴护腿板？

护腿板是保护胫骨的重要护具。在足球运动对抗中，胫骨是最容易受到损伤的骨头。在某些特殊情况下，还会出现胫骨骨折。正确佩戴护腿板可以有效防止胫骨出现严重损伤。护腿板还可以预防被对手鞋钉刮伤，是非常重要的运动护具。建议在训练和比赛中正确佩戴护腿板，预防胫骨损伤。

16 感冒了可以去踢球吗？

如果患者感冒或者感冒初愈，禁止进行足球运动。如果在感冒时进行足球运动，有可能会导致心肌炎。一旦发生心肌炎，会对今后的运动能力造成极大的影响，甚至可能会危及生命。心肌炎患者的心率将会出现异常，难以完成高强度的训练或比赛。因此，禁止在患有感冒或感冒初愈的情况下，进行足球运动。

17　什么样的身体条件，不适宜进行足球运动？

如果身体有肌肉或骨骼损伤且未完全康复，不建议进行足球运动。如果患有内科疾病或神经系统疾病，如感冒、腹泻、头疼等，均不建议参加足球运动。运动可以在一定程度上促进健康，但在身体不适时，运动不仅不会帮助身体恢复，反而会加重疾病。同时，空腹、脱水等情况下也不宜进行足球运动。

18　小朋友可以练习头球动作吗？

小朋友的颅骨还处在生长发育的阶段，如果过早进行头球训练，会导致颅骨发育异常，并且由于颅骨硬度不够，还可能会引发脑震荡。所以不建议小朋友练习头球动作。当小朋友长到 12 岁后，可以在专业教练的指导下，进行正确的头球训练。但也应严格限制头球的次数，每节训练课的头球总数不应超过 30 次，并且在训练后应注意观察有无身体异常。

19 小朋友练习足球会影响骨骼发育吗？会导致长不高吗？

　　小朋友练习足球会促进骨骼发育，对长高也有促进作用。由于人体骨骼对应力比较敏感，小朋友在球场上不断完成跑动、跳跃动作对骨骼都是有正向刺激作用的。所以，应该鼓励小朋友积极参加足球运动，这样不仅会增强小朋友的团队意识、提升其合作能力，还能促进其智力和身体的发育。小朋友应全面参与各种不同形式的运动，广泛发展体育爱好，从而促进身体的全面发育。

20 参与足球运动后如何做好身体的恢复？

　　参与足球运动后需要主动完成身体的恢复。第一是要做好训练后的放松和拉伸。在训练完后应先进行泡沫轴放松，让肌筋膜完全舒展开；之后进行肌肉拉伸，使疲劳的肌肉得到舒展。第二是进行冷水浴，根据个人情况调节温度。冷水浴可以帮助身体完成血液的重新分配，通过血液循环带走体内的代谢产物。第三是在训练后两小时内完成营养物质的补充，这样有利于人体吸收营养物质。第四是增加睡眠时间。睡眠是身体恢复的重要方法，在高强度运动后可能会存在睡不着的情况，可以采用听音乐或白噪声的方式帮助入睡，尽量延长睡眠的时间。

21　如何判断自己的训练量是不是过大？

如果出现下列情况则提示训练量过大：①持续性疲劳；②运动后当天晚上失眠；③运动后持续关节酸痛；④运动后次日清晨感觉心跳变快，或者有明显的不适感；⑤运动后无法按正常食量进食。此时需要充分地休息和调整。下次训练时，应该注意控制训练量和训练强度，循序渐进。

22　为了预防踢球过程中出现损伤，是不是只进行下肢力量训练就可以？

下肢力量训练，尤其是离心力量训练，可以有效预防参与足球运动可能产生的损伤，但是下肢力量训练不是唯一的预防方法。推荐每周进行两次预防损伤的训练，每次训练不应少于 30 分钟，其中可以包括力量训练、协调性和灵敏性训练、踝关节的平衡性训练、快速伸缩复合训练及与足球运动有关的功能训练。在每次参与足球运动前，可以采用 FIFA11+ 训练进行热身，从而降低发生运动损伤的风险。

23　健身、游泳等活动会影响参与足球运动吗？

　　健身和游泳等活动并不会影响参与足球运动，广泛参与各种运动还可以增强身体的功能，有助于预防足球运动损伤。大家每周不仅可以参与足球运动，也可以适当参与其他运动。这样可以全方位地提高身体素质，达到强身健体的效果。但健身过程中，应以功能性练习为主，如果单纯强化大肌群的力量，可能会导致关节稳定性下降，提升发生运动损伤的风险。

24　参与足球运动时可以选择饮用什么饮料？

　　参与足球运动时会流失大量水分，消耗体内的能源物质，因此，建议在运动前、运动中和运动后都饮用运动饮料。运动饮料的主要成分是糖类和无机盐，可以根据自己的喜好选择合适的饮料。在运动前两小时，应补充 500 毫升运动饮料。在运动过程中，每进行 20~30 分钟足球运动，应补充 200 毫升运动饮料。在运动结束后两小时内，应根据出汗情况，及时补充运动饮料。如果单纯大量饮水，有可能会因渗透压失衡出现"水中毒"现象。

25 饭后多长时间才能踢球？踢完球后要先洗澡还是先吃饭？

由于需要给胃肠道留出消化的时间，一般建议饭后 2 小时再进行足球运动。踢完球后，由于身体还处在兴奋期，血液还无法完成重新分配，因此建议在放松运动后，可以先淋浴，给胃肠道足够的准备时间。但吃饭的时间不应晚于运动后 2 小时，这样有利于食物中的营养物质被人体吸收。

动作视频观看说明

　　本书提供了大部分训练动作的在线视频，您可通过微信"扫一扫"，扫描训练动作页面上的二维码进行观看。

步骤1

　　点击微信聊天界面右上角的"+"，弹出功能菜单（图1）。

步骤2

　　点击弹出的功能菜单上的"扫一扫"，进入该功能界面。扫描训练动作页面上的二维码，扫描后可直接观看视频（图2）。

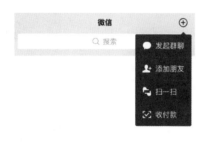

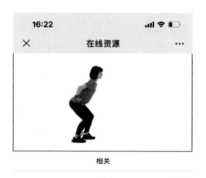

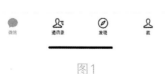

图1　　　　　　　　　　　　　　　　图2

作者简介

周敬滨

博士，国家体育总局运动医学研究所运动创伤外科主任，健康中国行动推进委员会专家咨询委员会委员，亚洲运动医学联合会执委，中国体育科学学会运动医学分会秘书长，中华医学会运动医疗分会常委，亚洲田径联合会医务委员会委员；曾多次作为医疗专家参加奥运会、亚运会等重要赛事；长期从事运动损伤的预防、治疗、康复和重返赛场的临床与研究工作。

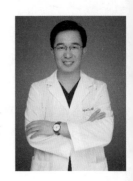

姚天奇

博士，国家体育总局运动医学研究所运动健康医学研究中心助理研究员；主要研究方向为青少年运动损伤预防、评估、康复治疗，长期关注青少年脊柱健康和足球运动员损伤预防；曾服务于中国蹦床队、中国U20女足队等多支国家队。

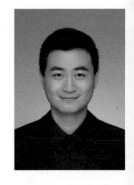

贺忱

医学硕士，国家体育总局运动医学研究所运动创伤外科主任医师，中华医学会运动医疗分会上肢青年委员会委员，中国医学救援协会运动伤害分会理事，北京医学会运动医学分会委员；曾在多个知名运动医学中心及关节镜中心进行学术访问及研修，擅长膝关节、肩关节和踝关节等部位的运动损伤手术及保守治疗；目前兼任田径、蹦床、曲棍球和滑雪等多个运动项目的国家队的医疗顾问，精专于各类运动损伤的康复与重返赛场的临床与研究工作；参与多个全民健身"运动处方"重点研发计划；发表多篇专业文章，参编多本图书。

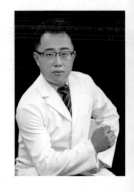